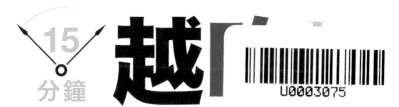

15分鐘 越「動」越精瘦 15

健體教練喬·韋克斯 ———— 著

嚴麗娟 ———— 譯

U0003075

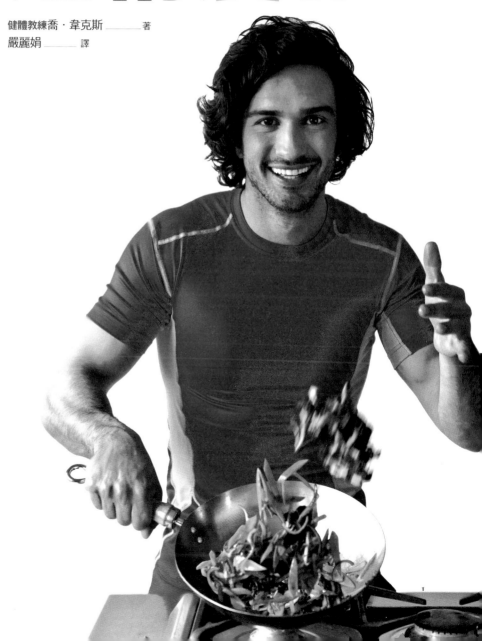

目錄

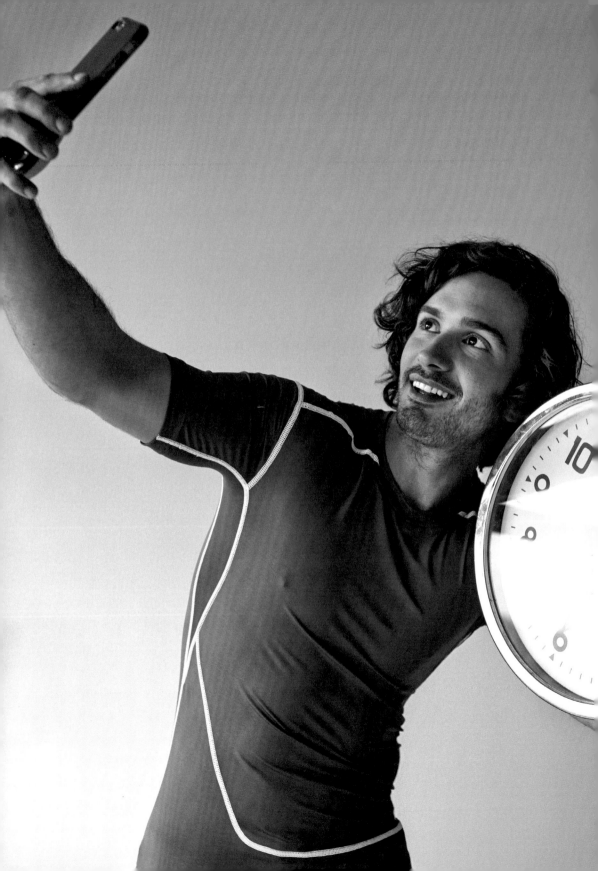

關於我的二三事

2014年初，我把第一個15分鐘越吃越精瘦食譜的影片上傳到Instagram，根本沒想到後來會因此寫出這本書。一開始就是在廚房玩玩，想分享簡單的食譜幫大家減重。

每一餐對我來說，都是分享新食譜的好機會

準備每一餐都只要15分鐘，影片也只有15秒長……所以我用#Leanin15這個標籤。剛開始的時候沒有觀眾，鄰居覺得我是瘋子。他們常聽到我唱歌或大喊：「胡扯，那就是15分鐘越吃越精瘦！」或是「喔喔，迷你樹」（解釋一下，那是我幫青花菜取的小名！）。

幾個朋友覺得我很笨，說我應該回去當私人教練，帶團體健身課程——那是我過去5年來的主業，我也做得很開心。但我覺得做菜很好玩，就繼續做下去了，有時候一天上傳3部影片。拍影片很花時間，也很累，要一直停下來拍攝我煮好的東西，但每一餐對我來說都是分享新食譜

的好機會，正因為如此，才有動力持續不懈。

　　沒想到，不過幾個月，世界各地追蹤我的人高達數十萬，他們在家試我的食譜，並在網路上分享。我覺得我的餐點準備時間短，而且很簡單，再加上我自己玩得很開心，才能吸引這麼多人。

　　說到做菜，我完全靠自己摸索，所以我不會弄得太複雜。我用的食材到處都能買到，所以每個人都能嘗試15分鐘越吃越精瘦食譜，尤其適合生活繁忙的人。

　　我抱持的態度是，稍稍改變生活習慣，不要嚴格限制飲食。我常常上傳我在餐廳裡吃飯跟享受美食的照片。我真的很喜歡熔岩巧克力蛋糕——我有罪！

　　我覺得我很討喜，因為我有時候也會亂吃，不假裝自己會嚴格限制飲食。其實我以前吃的東西挺嚇人。我一向都很認真運動，但是以前並不注重營養。大多數忙人都這樣，要煮飯就發懶，拿沒時間當藉口。我常吃早餐穀片、可以邊走邊吃的三明治跟現成的餐點。結果，我覺得很累，但我以為沒關係。幫學員上課的休息時間我會喝汽水，拿巧克力當零食。這時我的身體沒什麼變化，一直瘦不下來。最後我發現，不管再怎麼努力運動，亂吃亂喝絕對會抵消運動的成果。

我抱持的態度是，稍稍改變生活習慣，不要嚴格限制飲食

　　大學畢業後，我開始研究營養學，才明白真正的食物對能量非常重要，而且還能改變我的身體。懂得越多，我的身體也出現越多轉變。學到新知，了解營養學後，我才瘦下來，並且保持精瘦。我開始運用這些知識幫助學員。值得注意的是，他們的身體回應速度非常快。幫助學員快速瘦身，我的私人教練課程一下子就排

滿了。就算帶了兩個很密集的團體課程，我一個星期也只能接觸到100人左右。我覺得不夠。我想幫更多人達成目標，所以我花更多精力經營社群媒體。透過推特、臉書、YouTube和Instagram在網路上分享做菜影片、訓練內容和部落格文章，我一下子就能觸及好幾千人。社群媒體的粉絲越來越多，我發覺飲食產業其實很可怕。每天我都會收到訊息，傳訊人說他們用過種種低卡路里快速減肥法，很令人沮喪，我也發現大家接收到很多錯誤資訊——他們居然願意為了減肥而這麼努力。很常見的是每天運動2小時，而且攝取不超過1000卡，我覺得很困擾，居然有人會這麼做，總以為有捷徑，卻一直得不到想要的結果。不快樂的人就是節食的囚犯，永遠不會瘦下來。我相信快速減肥法就是現在許多飲食障礙跟身體形象問題的主因。有人以為要減肥就要大幅降低熱量攝取，造成熱量缺乏——但這只會引發溜溜球效應，和體重長期抗戰，而且活得不健康，這不該成為規範。

有天我出去跑步，我決定我要採取行動。我要創作線上營養學和訓練計畫，好好教育大家，拯救他們脫離這些不健康的傷身飲食法。我想要創造可以長久施行的計畫，配上好吃的餐點，幫大家吃更多食物、提升訓練效率（縮短時間！）並且燃燒脂肪。

每個人的能量需求都不一樣。我的飲食計畫很獨特；我打造個人的餐點計畫，有多種選擇，非常靈活，確保大家都能看到成果，並保持下去。規劃了好幾個月，我推出「90天轉變、塑形、維持」計畫（簡稱90天SSS），用社群媒體推銷，開始上傳「健身前」和「健身後」的變身照片，以及使用者寫下的證言。我不知道我那時候創造了什麼——到了今天，我仍不相信這套計畫居然這麼成功。創建了線上社群後，我無意間為幾千名走上同一條路的人搭

> **'我的目標是創造可以長久施行的計畫」**

起了橋梁。線上參與的學員越來越多，我必須放棄團體健
身課程，最後把所有私人學員都轉給朋友。現在我專心在
線上發展事業，也擴展到全球。

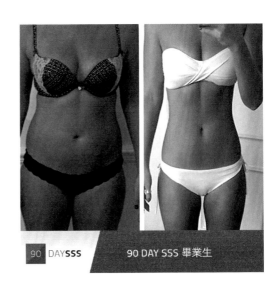

一開始加入的人主要在英國，後來世界各地都有人加
入。澳洲、瑞典、新加坡和杜拜都有人聽說15分鐘越吃
越精瘦食譜，加入「90天轉變、塑形、維持」計畫。一
開始只有我回了幾封電子郵件，每個星期送出幾份計畫，
但不知不覺中，每個月加入的人數高達幾千人，我也請了
專職員工來輔導，協助他們走這段旅程。

我真的愛死了我現在的工作，雖然跟學員從未謀面，
我很以他們為榮，每天都覺得受到激勵。教導大家營養知
識，我能給大家力量，健康快樂地拿回身體主控權，達到
自己的目標。

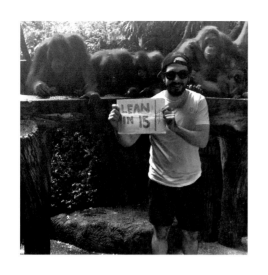

我現在的任務
是要幫助更多
人

　　身為健體教練，我現在的任務是要幫助更多人。別忘
了，我的線上生意並非一夕成名——經過細心組織、投入
努力才有今天。要一個沒有見過你的人掏錢出來，需要極
高的信任，我花了幾百個小時與人互動、拍影片和發推
文，才累積起大家對我的信任。就算沒有觀眾，我仍不斷
分享與付出，最後，大家都聽到了。

　　以上是我的故事。我很高興能與讀者分享我的知識和
食譜。我希望你們喜歡這本書，也想趕快進廚房，霸氣備
料，把身體塑造成你想要的模樣。

Joe Wicks

健體教練喬・韋克斯

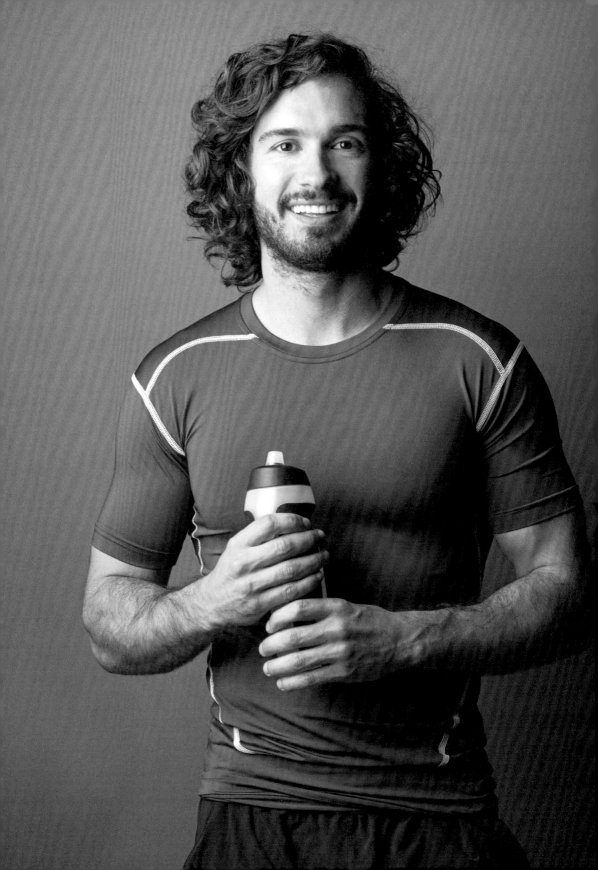

1

15分鐘
精瘦
計畫

節食沒用！

//

節食的問題在於根本沒有效——長期而言一定無效。對，一開始體重會減輕，突然大幅降低攝取的熱量後效果尤其明顯，但很有可能你不久就回歸舊有的飲食習慣，馬上復胖。幫助過數千名學員後，我知道減重計畫要令人愉快、可以持久，才能成功。飲食計畫必須容易執行，不會帶來壓力，因為人生已經夠難熬，我們也沒有辦法每天在廚房裡待好幾個小時。

這就是為什麼我打造了15分鐘越吃越精瘦食譜。不管你有多忙，都可以掌握主控權，花一刻鐘烹煮你的餐點，保持苗條精瘦。這不是嚴謹的節食法——這是一種生活方式，可以永遠轉變你的身體跟你吃東西的習慣。等我教你怎麼用恰當的方法幫身體補充燃料，你再也不需要用低卡路里節食法減重。

> 「計畫要令人愉快、可以持久，才能成功」

這本書裡的食譜幾乎都可以在15分鐘內完成，也有不少食譜可以一次煮多一點，你可以把分量加倍，煮好整天或一整個星期的餐。有幾道會超過15分鐘，嚴格來說不算15分鐘越吃越精瘦食譜，別擔心，成果非常讚，多幾分鐘也值得！生活越忙碌，越需要準備好餐點。我取了個名字叫「霸氣備餐」，也是一個能保證你成功減重的方法。在這本書裡，我會分享霸氣備餐的精要祕訣，千萬不要錯過。

沒有捷徑

燃脂花草茶、代餐奶昔或果汁減肥的廣告統統不要看。都解決不了問題。事實上，這些減肥法才是問題，違反了營養學的基本原則跟新陳代謝的運作原理。此外，這些減肥法也需要回頭客，因為商人都知道你體重減輕後就會胖回來，就會買更多產品。我要你打破這種惡性循環，徹底脫離。

真相是，要變瘦沒有捷徑。要投入、不斷鍛鍊、攝取正確的營養素。15分鐘越吃越精瘦食譜很讚，不會像其他節食法一樣強迫你放棄某些食物種類，也不會讓你餓肚子。我的方法完全不一樣。我鼓勵大家改變想法，改變做法。我要你吃多一點，我也會告訴你怎麼好好幫身體補充燃料，才能燃燒脂肪，增加結實的肌肉。身上肌肉越多，新陳代謝效果越好——也就是說你還可以多吃一點。厲害吧！

我也會解釋脂肪、蛋白質和醣類的重要性，所以你能了解什麼時候用什麼補充熱量。我的道理很簡單，能輕鬆融入你的生活。

> 我要你吃多一點，也會告訴你怎麼好好幫身體補充燃料

聆聽身體的聲音，拜託別餓肚子

你的身體獨一無二

本書食譜中的分量並非為你量身打造，因為不明白你的情況（目前的體重、活動程度、年齡等等），沒辦法為你特製。每個人的身體都有獨特的能量需求，你要按活動程度來增減分量。舉例來說，如果你很認真運動，工作上也常需要動來動去，跟每天在辦公桌前坐8小時又不太運動的人相比，你要吃多一點。

不需要弄得很困難或很複雜。你馬上就會注意到自己是否充滿活力，所以要聆聽身體的聲音——拜託別餓肚子！雖然我不能幫每一位讀者調整餐點分量，但這本書裡敘述的結構化飲食法——什麼時候該吃什麼——能有效減去脂肪。結構跟我的「90天轉變、塑形、維持」中的第一循環一樣，已經有幾萬人從這個計畫受惠。這個階段叫「轉變」，因為你真的會轉變。結合飲食法和運動，你的身體進入24小時燃脂模式，轉變討厭的脂肪。我也放了一些簡單的高強度間歇訓練（HIIT）動作，可以在家練習（見第194頁）。

了解主要營養素

我們的三大能量來源分別是脂肪、蛋白質和醣類，合稱主要營養素。要讓身體保持精瘦、強壯和健康，它們都扮演非常重要的角色。本書裡的飲食法不會省略任何一種，而是提供正確的比例，在適當的時候進餐，讓身體能有最好的反應。

看電視、走路去購物，甚至睡覺都算低強度活動，此時你的身體大多用脂肪當作燃料。做高強度活動時，身體的能量主要來自體內儲存的醣類。我要教你怎麼好好利用這兩個原理，確保身體運用正確的能量來源，符合當下的

能量需求。

來聊聊脂肪吧

很不公平的是，脂肪一直以來都被妖魔化，導致大家相信所有的脂肪都不好，會讓人變胖，常見的食品現在都有低脂版本，造就了另一個新產業。想要減重的人一般會先戒絕脂肪。但並非所有的脂肪都不好。有些脂肪——例如加工食品中的反式脂肪——應該要避免，但其他類型的脂肪其實是必需品，例如有助於消炎的Omega-3（油脂多的魚類富含這種脂肪酸）。這些叫做必需脂肪酸，無法由身體合成，必須從食物中攝取。要吸收維生素，也要靠脂肪：維生素A、D、E、K為脂溶性，表示體內如果沒有脂肪，就無法吸收這些維生素。

一般人常以為能量來自醣類，但脂肪其實才是能量密度最高的主要營養素。每一克脂肪能提供身體9千卡的能量，蛋白質和醣類每克則只有4千卡。因此脂肪是很棒的能量來源，能保持血糖穩定。脂肪在體內也要花更久的時間來消化，表示飽足感持續更久，兩餐之間也不會想吃零食。

脂肪有多重要？

脂肪在人體內能發揮好幾種重要功能，包括：
☆ 提供能量
☆ 讓身體可以吸收脂溶性維生素
☆ 保護器官、神經和組織
☆ 幫助調節體溫
☆ 人體的細胞膜需要脂肪保護，而且有了脂肪，才能增生健康的新細胞
☆ 幫助人體製造必需的荷爾蒙
☆ 維護毛髮、皮膚和指甲的健康

脂肪有哪些種類？

脂肪可分為3種：

☆ 飽和──動物脂肪、奶油、蛋、乳酪、椰子油
☆ 單元不飽和──堅果、酪梨、特級初榨橄欖油、花生油、芝麻油
☆ 多元不飽和──葵花油、核桃油、亞麻籽油、鮭魚和鯖魚等富含脂肪的魚類

飽和脂肪聲名狼藉，這要回溯到1950年代，一份研究發現飽和脂肪會增加血液中的壞膽固醇，導致冠狀動脈心臟病。現在看來，這份研究處處瑕疵，沒考慮到在某些國家，人民的飽和脂肪攝取量非常高，但心臟病的比例卻很低。不巧的是，這種「飲食跟心臟病」的假設影響了政府的健康指導方針，低脂食品產業應運而生。大家都以為要多吃醣類來取代脂肪，例如穀類、米飯和義大利麵。但自此之後，肥胖、糖尿病和心臟疾病造成的死亡個案卻日漸增加。

諷刺的是，最新的研究建議，奶油、牛奶、鮮奶油、雞蛋和椰子油裡面的飽和脂肪事實上能提升血液裡的好膽固醇，對心臟有益，因此不需要恐懼這些食物。這不表示你應該舒舒服服坐下來，把一整輪乳酪吃下肚。畢竟脂肪的熱量的確很高，什麼東西都要適量攝取，並配合個人的能量需求。

單元不飽和脂肪

特級初榨橄欖油、酪梨和堅果等食物都含有單元不飽和脂肪，能增加好的膽固醇。這就是為什麼一把堅果、種子或半個酪梨，就是完美的點心。不像含糖的穀物棒和巧克力，這些點心可以保持血糖穩定，延長充滿活力的感覺。

一把堅果、種子或半個酪梨，就是完美的點心

多元不飽和脂肪

鮭魚和鯖魚等富含脂肪的魚類都有多元不飽和脂肪，也有很豐富的Omega-3脂肪酸。兩者都有消炎效果，可以降低受傷和慢性疾病的風險。我自己不怎麼愛吃魚，在25歲前碰也不碰，但我慢慢訓練自己多吃一點，因為我知道魚對健康很重要。與其猛吞Omega-3魚油膠囊，不如來一片新鮮的鮭魚。我建議大家每個星期至少要吃兩次。

不好的脂肪

我們要避免的氫化脂肪不僅存在於甜甜的糖果、糕餅和速食店，也藏在許多低脂食品中。比方說，低脂的即食餐點或許飽和脂肪的含量很少，卻滿含氫化反式脂肪，才能延長保存期限。我建議大家自購材料準備食物，盡量避免即食餐點。

烹調時該用什麼？

你會注意到我煮菜時多半用椰子油或奶油——因為這兩種飽和脂肪加熱到高溫時比較穩定。另一方面，加工過的多元不飽和蔬菜油或人造奶油加熱後則變得不穩定。意思是很容易氧化，產生自由基，而我們可不想把自由基吃下肚。自由基攻擊脂肪分子時，會培養出類似反式脂肪的特質，增加血液中的壞膽固醇，同時減少好膽固醇——對心臟的健康來說，簡直是雙重打擊。

> 「自購材料準備食物，盡量避免即食餐點」

蛋白質呢？

在15分鐘精瘦計畫中，蛋白質是每一道餐點的基礎，運動日和平常日都要吃。有了蛋白質才能：
☆ 維護細胞和組織的結構與強度
☆ 調節新陳代謝

☆ 製造荷爾蒙

☆ 修復和增長肌肉組織

☆ 強化免疫系統

從哪裡攝取蛋白質？

蛋白質在體內會分解成胺基酸。我的食譜有不少使用動物性蛋白質，例如蛋、魚、雞肉和牛肉。這些算完整的蛋白質來源，包含身體需要的必需胺基酸。如果你吃素，當然可以從豆腐或素肉得到蛋白質，但食用量要增加，才能攝取足夠的蛋白質。

蛋白營養補充粉

我總說真正的食物才能燃燒脂肪，不是粉末。這句話的意思是，補充品只能搭配營養的飲食，不能取代真正的食物。你或許會發現在某幾道食譜裡，例如隔夜浸泡燕麥，我確實用了蛋白營養補充粉。運動後進餐時，乳清蛋白就是很好的補充品，因為乳清蛋白能快速進入肌肉，胺基酸就能在運動後立即修復和重建肌肉纖維。如果你不吃乳製品（乳清來自乳品），可以試試看全素蛋白營養補充粉，原料可能是麻類植物或豌豆。

來聊聊醣類

提到醣類，大家都有很多疑惑——哪些好哪些壞，什麼時候可以吃，什麼時候不能吃。我要釐清所有的問題，告訴大家醣類是很好的能量來源。

大家都聽過很荒謬的迷思，晚上6點後吃醣類會變胖。全是胡說八道！醣類不會讓你變胖。吃太多，超過身體的能量需求，才會變胖。因此，假設你每天都吃下適量的醣類，你不會變胖，反而能提高運動強度，長出更多肌肉，你也會看起來更精瘦。

真正的食物才能燃燒脂肪，不是粉末

為什麼需要醣類？

☆ 做激烈運動時，醣類是肌肉主要的能量來源
☆ 中樞神經系統、腎臟和肌肉要正常運作，就需要
　 醣類
☆ 醣類也有纖維質，能保持腸道健康和順利消化
☆ 腦部健康運作也需要醣類

白色澱粉糾察隊

很多人似乎都怕吃精製的麵包、義大利麵和白米，想完全禁絕。我都叫他們「白色澱粉警察」。他們堅信要燃燒脂肪就不能吃白色醣類，只吃褐色的、全麥的——但其實你不需要懼怕白色醣類。

儘管全麥醣類的升糖負荷（簡稱GL）比較低，因此不像白色澱粉會讓血糖驟然升高，但運動後身體其實很需要高GL食物。食物的GL越高，血糖升得越高，會刺激胰臟分泌胰島素。運動後能分泌胰島素是好事，因為用來補充燃料的醣類快速送進了肌肉。結合高GL醣類跟低GL醣類的食物，例如加了蔗糖的燕麥粥，能降低整體的GL，血糖濃度也不會飆高。

簡言之，如果你喜歡糙米，就吃糙米——但渴望一大碗白飯或精製貝果的話，最好在運動後享用。

運動日跟平常日的吃法不一樣

我該怎麼吃？

進餐要配合能量需求。意思是運動日跟平常日的吃法不一樣。

你要確保身體使用正確的能量來源，符合你的能量需求——也就是說，運動後吃醣類，其他時間和平常日則用脂肪當作穩定的燃料。

本書裡的食譜分成3部分：

1. 減醣食譜：富含健康的脂肪和蛋白質
2. 運動後醣類補充食譜：富含蛋白質和醣類
3. 點心和甜點：甜鹹點心和好吃的美食

運動日：吃2頓減醣餐，運動後吃1頓補充醣類，補充2次點心。

平常日：吃3頓減醣餐和2次點心。

為什麼這麼吃？

我設計在運動後補充醣類的食譜能有效幫助減脂。人體把醣類以肝醣形式儲存在肝臟和肌肉裡，運動後會耗盡醣類，你需要「補充燃料」，添加儲存的肝醣。吃下肚的醣類會分解成糖分，增加血糖濃度，導致胰臟分泌胰島素。要記住，運動後能分泌胰島素是好事，因為胰島素會把食物裡的營養素快速送進肌肉裡，讓肌肉開始修復和重建。

活動不夠劇烈時，身體主要用脂肪當作燃料。這就是為什麼在平常日要減少醣類的量，增加脂肪。一開始你可能會覺得很難適應。心理上你會覺得能量不足，但別忘了，你仍提供能量給身體——來自脂肪，而不是醣類。你很快就能適應，堅持一下吧。記著，這麼吃才能保持身材。

該選什麼餐點？

訓練計畫很有彈性，所有餐點都可以互換。所以，看你什麼時候運動，可以選擇早餐或晚餐吃蛋白質鬆餅。別忘了，運動時會消耗醣類，所以不論多晚，運動完一定要選補充醣類的餐點。

如果你想試某道食譜，但不喜歡其中的食材，例如洋蔥或甜椒，換成你喜歡的類似品項即可。蛋白質也一

樣——比方說，如果你不喜歡牛絞肉，可以換成火雞絞肉。

我在書裡加了幾項美食，但每星期只能吃一兩次，而且一定要在運動後吃。

酒精與減肥

說到飲酒，我一定會很誠實跟學員討論務實的做法。我從不要求他們戒酒，因為這是個人的選擇。我只會提醒學員，他們喝得越少，會變得越精瘦。簡單來說，酒精會抑制減脂，因為酒精會干擾體內正常的代謝途徑，包括燃脂在內。

酒精除了會妨礙燃脂，也會大幅增加一天攝取的熱量。喝酒時很容易在不知不覺中把一堆卡路里喝下肚，也會嚴重擾亂第二天的運動和營養攝取。在宿醉下，你很難好好運動或好好吃飯——就我個人來說，每次一宿醉，我就把看得到的東西都吃了，冰淇淋也一桶桶下肚。

歸根究柢，你需要找到自己的平衡，但如果你真心要減肥，改變你的身體，就必須犧牲飲酒的樂趣，少喝幾次。達不到想要的體型，很可能就是因為飲酒。

補充水分

大多數人在減肥時低估了水分的重要性。人體幾乎有三分之二是水，排毒、潤滑關節和調節體溫，都需要水分。水分也能輔助新陳代謝，因此要盡量提升身體的燃脂力，喝水非常重要。一般來說，我建議每天喝2到4公升。感覺好像很多，但是體內外都能看到神奇的效果。如果你不喜歡喝白開水，加點新鮮的薄荷葉、檸檬或萊姆來增添風味。

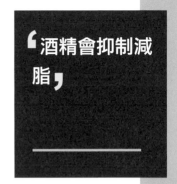

「酒精會抑制減脂」

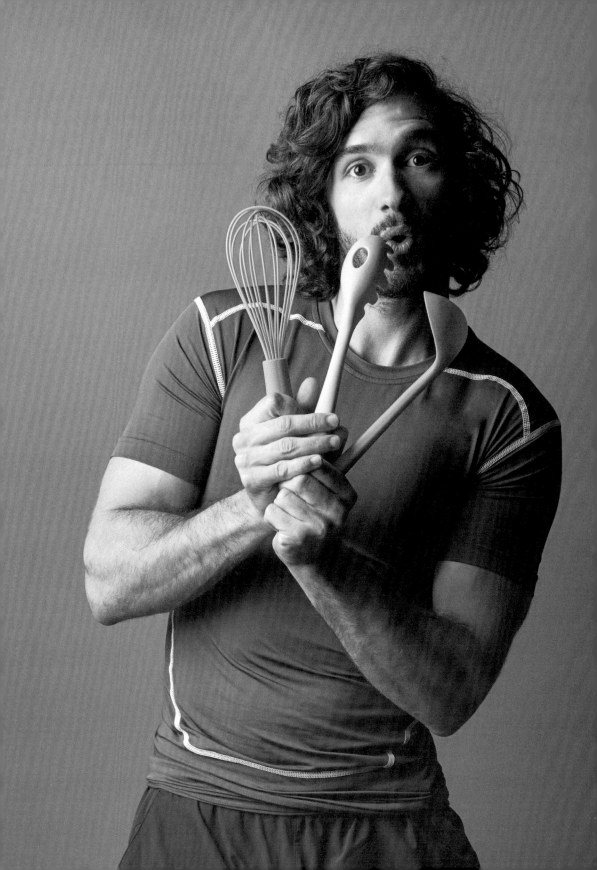

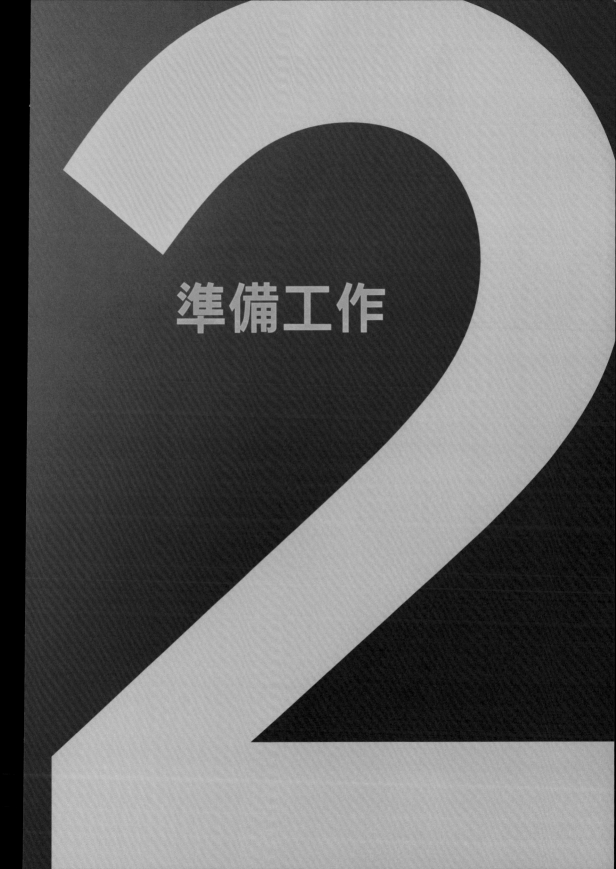

準備工作

2

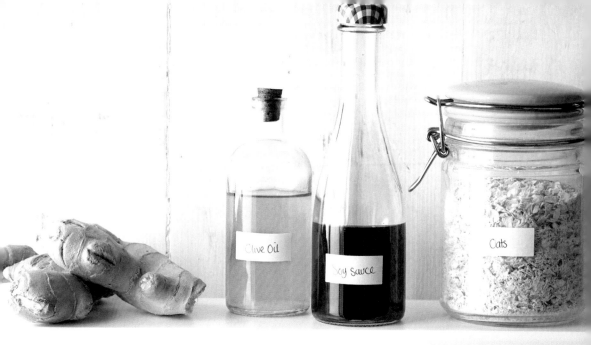

Olive Oil

Soy sauce

Oats

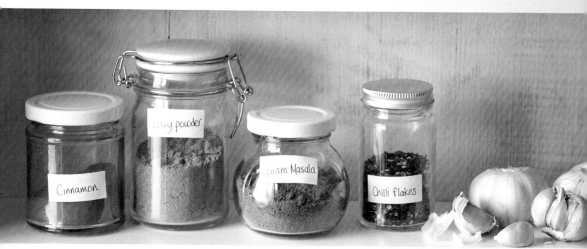

Cinnamon

Curry powder

Garam Masala

Chilli flakes

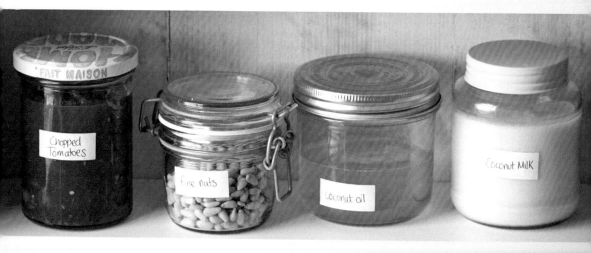

FAIT MAISON

Chopped Tomatoes

Pine nuts

Coconut oil

Coconut Milk

準備工作

不要再吃低卡、零醣或低脂的食品

　　希望你現在更了解主要營養素，也知道怎麼用主要營養素為身體提供燃料，讓身體精瘦。不要再吃低卡、零醣或低脂的食品！你會很有口福，每天都覺得充滿能量，確實給自己的身體一個轉變的機會。

第1步：
贏家計畫

　　提早一個星期計畫餐點和運動，就是邁向成功的第一步。或許無法徹底執行，因為每個禮拜總有意外，超乎你的掌控。人生嘛，不過每天都定下目標仍然很重要：如果你每週只能運動3次，那你就把這3次運動放進計畫裡。目標要切合實際，在你的能力範圍內，每天的小小勝利都能給你動力，努力執行計畫。

　　參考第214頁，先把運動跟餐點寫到表格裡。你可以

規劃運動的時間，寫下準備餐點需要的材料。

第2步：
霸氣備餐

現在你已經像個贏家一樣做好計畫，該去買食材，霸氣備餐。意思是趁著週末，撥出兩個小時待在廚房裡，準備邁向成功。一開始可能會覺得很麻煩，但你的速度會越來越快，越來越有條理，不要多久，就能輕鬆養成習慣。知道你用什麼為身體提供燃料，感覺很棒，肚子餓的時候也能避免隨便亂買垃圾食物。出門的時候，午餐跟晚餐都已經就緒，工作了一整天之後，或很晚才結束健身房的運動，你還是可以緩步進門，加熱餐點，立刻補充身體的燃料。

生活型態和工作如果很忙碌，更該提早開始準備。有些人喜歡煮好一個星期的餐點，放進冷凍庫。我個人喜歡新鮮一點的口感，所以我只提早一兩天準備餐點，放在冰箱裡。有時候直接吃冷的，有時候會用微波爐或烤箱加熱。怎麼做都可以，沒有對錯。盡量不要給自己壓力，配合你的生活方式——才更有可能堅持下去，養成好習慣。

第3步：
必備庫存！

現在知道怎麼霸氣備餐了，也需要幾項基本工具跟食材，動手實現計畫：

1. 料理秤：秤重食材，控制分量
2. 儲存容器：儲存和擺放一整個星期的美味餐點
3. 不錯的炒菜鍋跟煎鍋：爛鍋做不出好菜，買把好鍋吧

我只提早一兩天準備餐點，放在冰箱裡

4. 必備原料：櫥櫃裡或冰箱裡一定要有的原料，免得巧婦難為無米之炊

5. 可以重複使用的水瓶：確保能隨時補充水分，記錄一天喝了多少水

必備原料

印度綜合香料

咖哩粉

生薑

肉桂粉

蒜頭

乾燥辣椒片

松子

罐裝番茄

燕麥片

淡色醬油

橄欖油

椰子油

椰漿

丟掉傷心的踏板！

我把浴室裡的磅秤叫做傷心的踏板：因為你每天站上去，看到指針移動的方向，只會傷心。很多人因此失去動力，亂吃垃圾食物或完全放棄計畫。我希望你不要再對數字斤斤計較。

事實上，要達成健康目標，用傷心的踏板來衡量成功再糟糕不過，丟了吧。因為不論你多麼努力運動，吃得多健康，磅秤都量不出對身體、健康和安樂而言最重要的東西。

> '我希望你不要再對數字斤斤計較,

傷心的踏板無法測量：

你的體能程度

你的能量等級

你的力氣

身體組成變化

你的成就感

你的自信心

你的快樂

要衡量你的進度，最好就拍全身照，這樣能增強動機。我建議每個月月底都拍幾張照片，就能看出你真實的進度，讓你有心繼續努力，即使有時候鏡子會開你的玩笑，讓你以為你絲毫沒有變化。

來變精瘦吧

> **減肥是一場旅程，不是比賽**

規劃好餐點和運動後，就可以踏上旅程，尋找體能更好、更強壯、更精瘦的自己。別忘了，減肥是一場旅程，不是比賽，要有耐心，要堅持下去。

社群網站

如果要看更多食譜，或跟我分享你的餐點和進度，可以把照片傳到推特、Instagram和臉書，標記#Leanin15，加我的用戶名稱@thebodycoach。

如果要看HIIT運動練習，來看我的YouTube頻道TheBodyCoachTV。

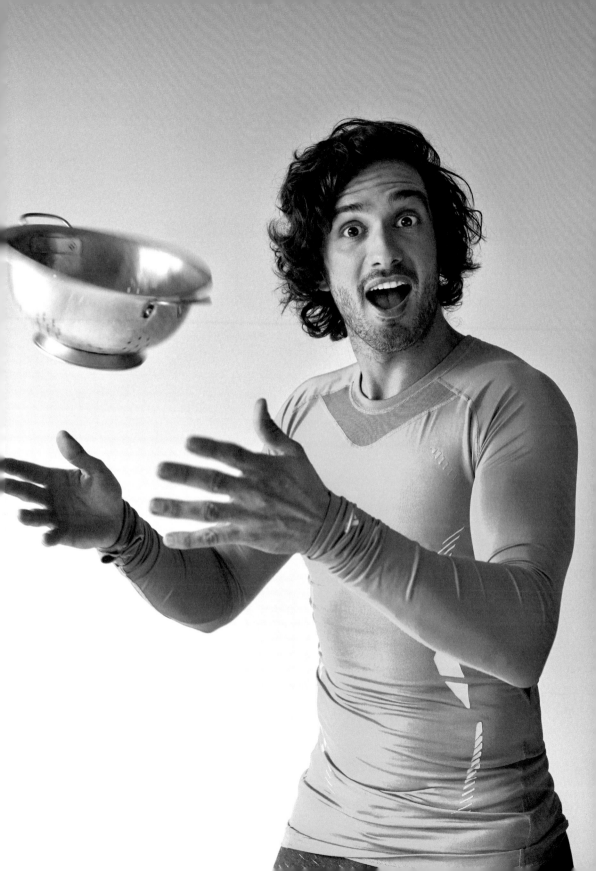

減醣食譜

3

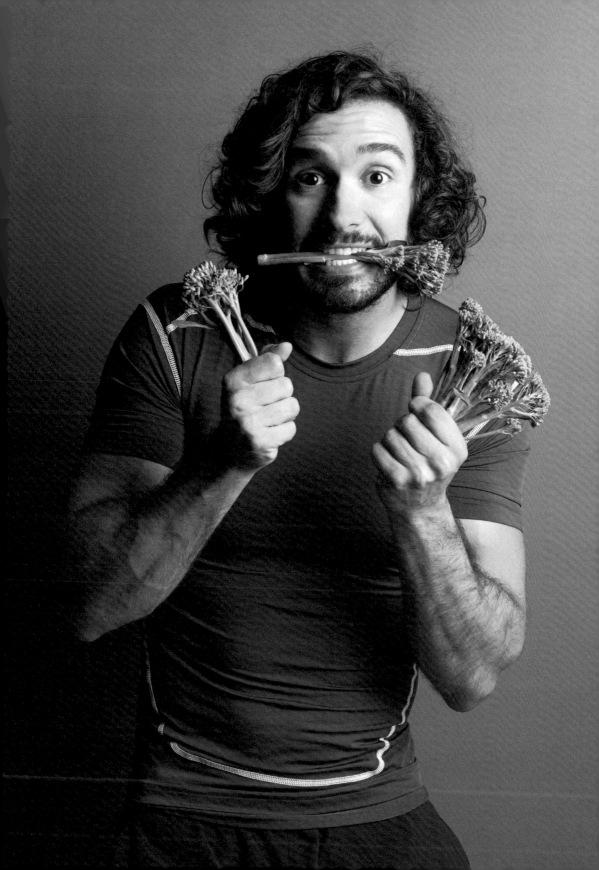

堅果芒果奶昔

1人份

材料

125 克芒果，切片
2 湯匙杏仁或腰果
奶油
冰塊少量
覆盆子少量
2 湯匙全脂希臘優格
1 勺（30克）香草或草莓蛋
　白粉
100 毫升杏仁漿

這杯奶昔果香濃郁，趕著出門時不妨來一杯當早餐。健康的脂肪加上一勺蛋白粉，絕對比一碗盒裝早餐穀片更有益健康。不過，別養成每天喝奶昔的習慣。我總說，真正的食物絕對勝過粉末。

做法

將所有材料放入果汁機，攪拌均勻。

★喬的祕招

注意了！堅果的量很重要。堅果雖然富含蛋白質、纖維和必需脂肪，卡路里含量也很高。打開200克的堅果包，很容易一下子就吃完，肚子也不覺得飽。別忘了，每克脂肪含有9大卡，吃太多無助於減肥。我建議買25克到30克的零食包就好。也要增加種類變化，因為每種堅果含有不同的維生素。我最喜歡杏仁、核桃和腰果。

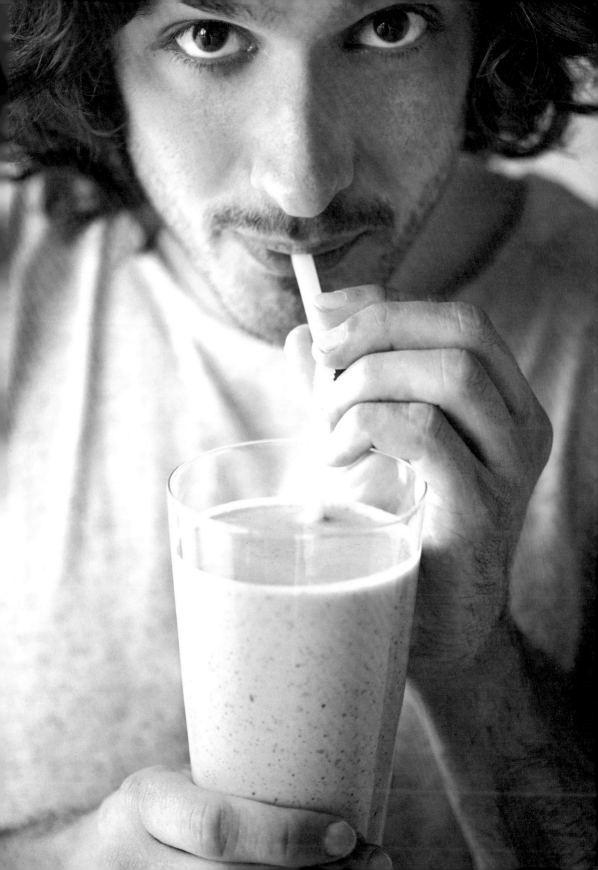

補脂奶昔

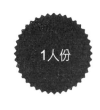

1人份

這道低醣奶昔也很好喝，可以帶著走。杏仁漿和酪梨供給健康的脂肪給身體當燃料，但喜歡的話，拿出你最喜歡的蛋白粉口味，加一勺進去更添活力。要選用已經變軟的成熟酪梨。

材料

2顆 萊姆擠汁

200 毫升杏仁漿

黑莓少量

藍莓少量

半個酪梨，切大塊

3 湯匙全脂希臘優格

1 湯匙蜂蜜

做法

把材料全部放進果汁機裡，攪拌至柔滑。

★ 喬的祕招

酪梨是我心目中的營養冠軍，對健康的好處有一大串。酪梨含有大量單元不飽和油酸，研究顯示可以減少壞膽固醇 LDL，同時增加好膽固醇 HDL。意思是，這個小搗蛋其實對心臟有益。

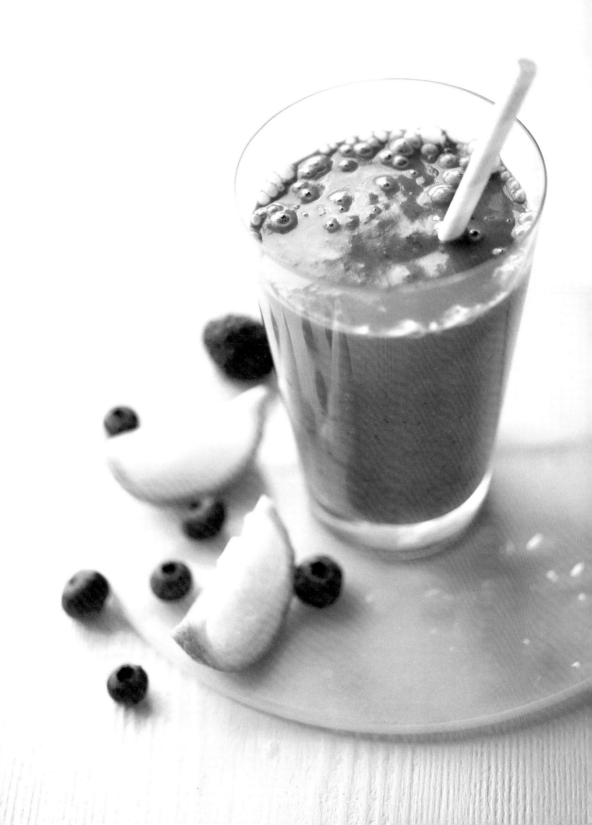

材料

22 克奇亞籽

22 克黃金亞麻籽粉

40 克無糖椰子粉

30 克燕麥片或鋼切燕麥粒，
不要用即溶的

¾ 茶匙肉桂粉

300 毫升杏仁漿，有需要的話
可能要多放一點

3 湯匙全脂希臘優格

肉桂低醣燕麥粥

我喜歡鼓勵大家天馬行空，比方說早餐不一定只吃穀片，來碗好吃的燕麥粥也不錯。加入奇亞籽跟亞麻籽，讓這餐多了很重要、人體必需的Omega-3脂肪酸。吃了這碗燕麥粥，你會覺得很飽足，很有能量，能一直撐到午餐。

做法

除優格外，把所有的材料放進小鍋裡小火煮5-6分鐘，煮出想要的濃稠度——太稠的話可以加一點杏仁漿。
放進碗裡，把優格放在上面，就可以吃了。

★喬的祕招

亞麻籽富含微營養素、膳食纖維、維生素B1和一種叫作 α-亞麻酸（ALA）的Omega-3脂肪酸。如果你不喜歡吃多油脂的魚，那就盡量多吃一點亞麻籽吧。

材料

175 毫升椰子水

2 湯匙杏仁醬

25 克新鮮小麥草
（或5克小麥草粉）

1 勺（30克）香草口味蛋白粉

1 個蘋果，去核，切大塊

20 克亞麻籽

嫩菠菜少量

冰塊少量

GoGo 綠奶昔

老媽總說要把綠色蔬菜吃掉，來吧。如果你不喜歡綠色葉菜，就利用這個絕佳的機會，把綠色葉菜都打進奶昔裡。小麥草對身體很好——但跟馬麥醬★一樣，愛的人很愛，恨的人不敢吃。如果你不喜歡小麥草，可以不用，加更多菠菜，或換成羽衣甘藍。

做法

把所有的材料放進果汁機，高速攪拌1分鐘，打成你想要的質地即可。

碎碎白花椰菜雞肉沙拉

2 人份

可事先準備
材料

1 小棵白花椰菜,切成一朵
　一朵

4 湯匙石榴籽

5 片油漬番茄乾,切碎

2 片罐頭紅色甜椒,切碎

2 湯匙核桃油或橄欖油

4 湯匙核桃,切碎

細香蔥幾根,切碎

巴西利(香芹)幾根,
　取葉子切碎

1 大把嫩菠菜

400 克煮熟的雞胸肉(從熟食
　攤買來也沒關係)

1 個檸檬,擠汁

我一直覺得大家都低估了白花椰菜,應該要多吃才對。白花椰菜營養價值很高,都是好東西。你可以用這道食譜當作基礎,實驗組合其他的風味——例如用煙燻鯖魚取代雞肉。如果想吃熱的,把白花椰菜用微波爐加熱,再放進其他的材料。

做法

把切成小朵的白花椰菜放進食物處理機,按幾下切碎成北非小米的模樣。

把切碎的白花椰菜放進大碗裡,加入其他的材料,但先不要放雞肉跟檸檬汁。把碗裡的材料混合均勻。

把混合好的材料分別堆在兩個盤子上,再放上雞肉,淋上足夠的檸檬汁。

★ Marmite,成分是酵母萃取物,一種黑色的黏稠塗醬,可以抹在吐司、麵包、餅乾上。味道非常獨特。帶點鹹腥的感覺,也有點苦。——譯注

酪香西班牙辣腸、雞胸肉和菠菜

1人份

這道菜簡單到超乎想像，而且融化的乳酪絕對能給你大滿足！喜歡的話，也可以把雞肉換成蝦子或火雞絞肉，試試新口味。

材料

½ 湯匙椰子油

75 克西班牙辣腸（chorizo）切成細丁

半個紫洋蔥，切丁

240 克去皮雞胸肉，切片，寬約 1 公分

鹽和胡椒

4 顆小蕃茄，對切

嫩菠菜，約 3 個拳頭分量

1 球莫札雷拉乳酪（mozzarella），撕成小塊

20 克松子

做法

在大一點的煎鍋裡用中大火加熱椰子油。放進西班牙辣腸，炒 1 分鐘。放入洋蔥，再炒 1 分鐘。

把火開到最大，雞肉下鍋，鹽和胡椒各加一大撮。翻炒約 3 分鐘，之後雞肉應該差不多熟透了。

放進小番茄，煮 1 分鐘，煮到變軟。放入菠菜翻炒，直到菜葉完全軟化。

用木匙在炒好的雞肉和菠菜間弄幾個洞，把撕成小塊的莫札雷拉乳酪放進洞裡。關火，等莫札雷拉乳酪融化，再把美味的成品盛盤，撒上松子。

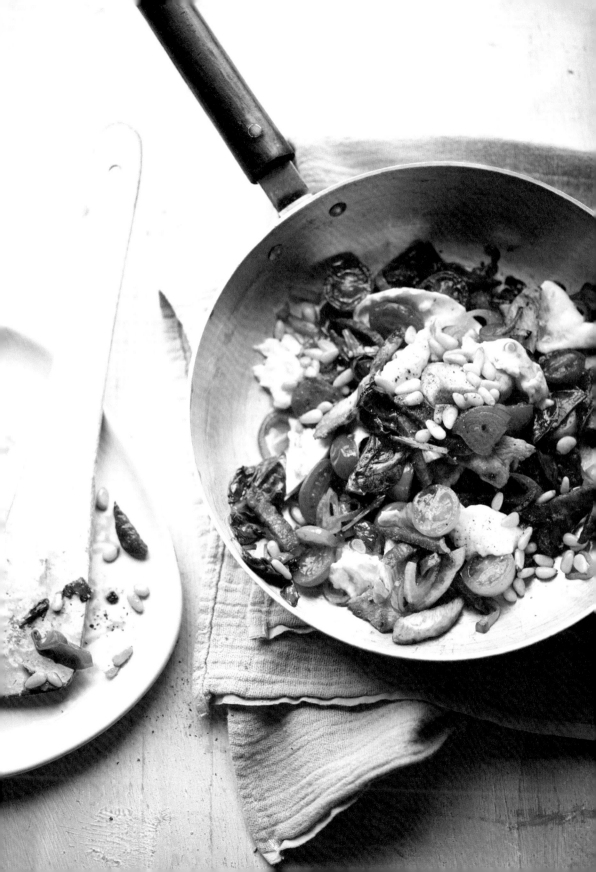

雞胸肉佐野菇龍蒿奶醬

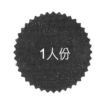

1人份

適合冷凍保存
材料

225 克去皮雞胸肉兩片
1 湯匙橄欖油
蒜頭 1 瓣，切碎
300 克綜合菇類——我喜歡栗
　子菇跟秀珍菇
一點白葡萄酒
嫩菠菜，2 個拳頭的分量
150 毫升重乳脂鮮奶油
龍蒿數根，取葉片切碎
鹽和胡椒

這道老式經典菜餚吃起來暢快滿足：風味絕佳，水煮的雞胸肉能保持鬆軟多汁。現在在超市都可以找到很不錯的野菇，發揮冒險精神，買些怪模怪樣的來試試看。

做法

將一大鍋水煮沸，輕輕放入雞肉。把火關小，所以鍋裡的水不會狂沸，只是微微冒氣。將雞肉煮12分鐘，應該就能熟透。

同時，在大煎鍋裡以中大火加熱橄欖油。放入蒜頭，煮大約30秒。菇類如果有比較大的，切小塊一點，然後丟進鍋子裡，先煮 1-2 分鐘後放進剩餘的菇，再煮 1 分鐘。

把火開到最大，倒進白葡萄酒，煮到完全蒸發。放進菠菜，翻炒到變軟。倒進鮮奶油，煮沸後小火燉 1 分鐘。加入切碎的龍蒿，關火。

把刀子插進雞胸肉最厚的地方來檢查是否煮熟了：肉應該完全是白色，流出來的肉汁也很清澈，不是血水。把雞肉放到盤子裡，盡量瀝乾水分。用鹽和胡椒調味，再分裝到兩個盤子裡，倒上美味的奶油醬。

★可以準備一大盤你最喜歡的蔬菜來搭配，例如菠菜、羽衣甘藍、青花菜、豌豆或四季豆。

超音速俄羅斯酸奶牛肉

這道菜最適合用菲力牛排做，但價格高昂，預算不夠的話可以改用沙朗或後腿肉。愛牛排的人會很喜歡這道酸奶牛肉。

1人份

可事先準備
適合冷凍保存

（如果要冷凍，把高湯的量加到150毫升）

材料

2 茶匙椰子油

2 顆紅蔥頭，細細切碎

5 朵栗子菇，隨意切碎

300 克菲力牛排，
　　切成 1 公分寬的長條

鹽和胡椒

2 茶匙煙燻紅椒粉

75 毫升牛肉高湯

125 毫升酸奶油

巴西利幾根，取葉子切碎
　　（可加可不加）

1 個檸檬，擠汁

做法

將椰子油放進煎鍋裡，大火熱油。加入紅蔥頭跟栗子菇翻炒2到3分鐘，炒到紅蔥頭變軟，栗子菇也略微上色。

放進牛肉，用鹽和胡椒調味，炒1到2分鐘。撒上煙燻紅椒粉，稍微拌一下，讓食材都能沾到香料。

倒入牛肉高湯——很快就會煮沸——轉小火，倒進酸奶油。關火，如果準備了巴西利，在這時加入，再把檸檬汁擠進去，可以多一點。開心享用吧！

★可以準備一大盤你最喜歡的蔬菜來搭配，例如菠菜、羽衣甘藍、青花菜、豌豆或四季豆。

鮮鮪魚尼斯沙拉

1人份

我喜歡用新鮮鮪魚來做尼斯沙拉，滋味美妙極了，但如果要用罐頭鮪魚也沒問題。這道菜很適合裝進便當，帶到辦公室吃。

可事先準備
材料

1 個蛋

75 克四季豆，撕除筋絲

½ 湯匙椰子油

鮪魚排1塊，約 300 克

鹽和胡椒

2 湯匙已煮熟的普伊扁豆
（puy lentil）

1 大把嫩菠菜

1 湯匙油漬番茄乾（約 6 片）

20 克核桃，隨意切碎

1 湯匙橄欖油

2 茶匙巴薩米可醋或雪莉醋

做法

用中型湯鍋煮水，煮沸後再小心放入雞蛋。煮8分鐘，再放入四季豆小火煮1分鐘。

同時，在煎鍋裡用中大火加熱椰子油。輕輕放進鮪魚，一面煎1分鐘。這樣可以煎出2分熟的鮪魚——如果想要更熟一點，一面多煎1分鐘。將鮪魚從鍋裡取出，調味，靜置一旁鎖住肉汁（回醒），同時準備其餘的沙拉材料。

用篩網或濾器瀝乾雞蛋和四季豆，以冷水沖洗到不會燙手。剝掉蛋殼，對切。將四季豆、扁豆、菠菜、番茄乾、核桃、橄欖油和醋放進碗裡，鹽和胡椒各加一大撮。將所有材料輕輕拌在一起，然後放入盤中。

想要的話可以將鮪魚切片，或整塊連同雞蛋放在沙拉上。

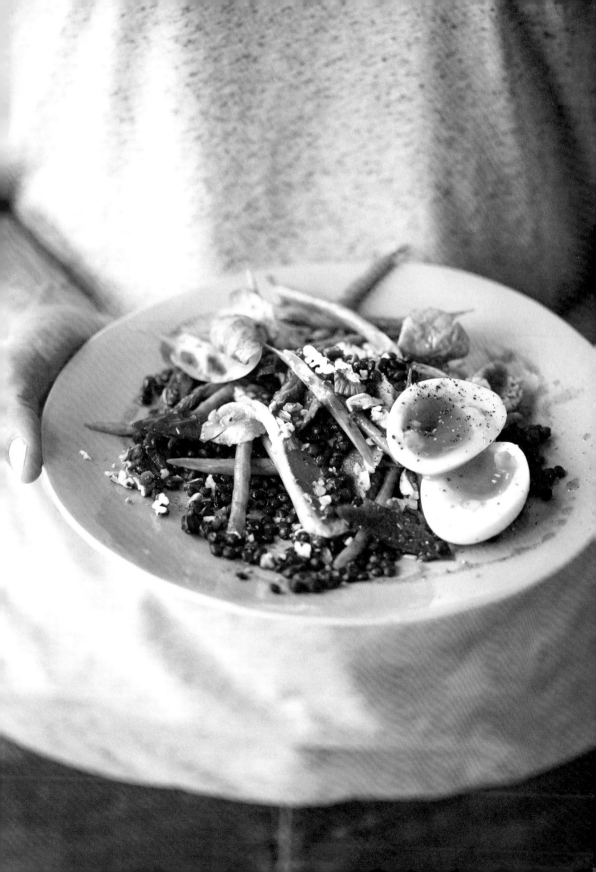

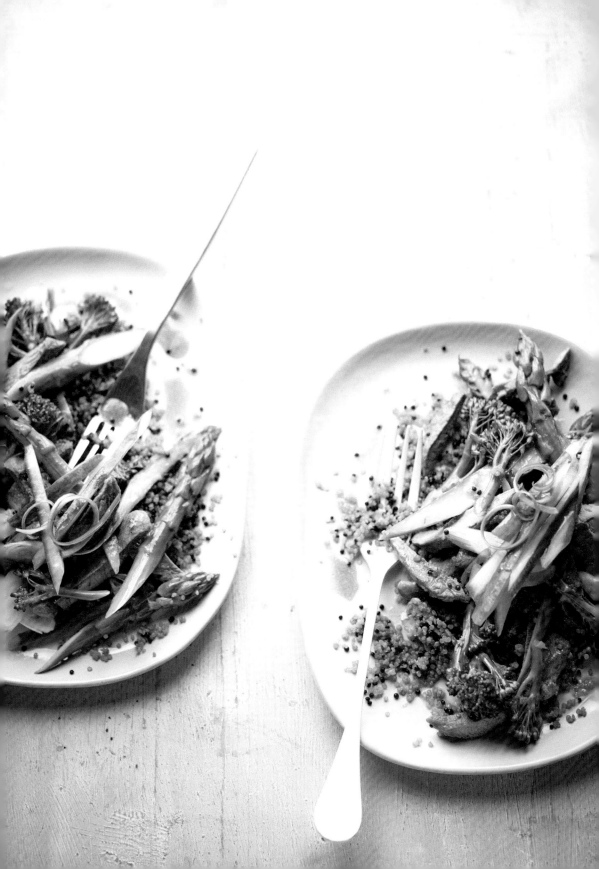

亞洲風味鴨肉沙拉

1人份

可事先準備

材料

5 根綠蘆筍

4 株迷你樹（嫩莖青花菜），
菜梗較粗的話，可以縱向
對切

½ 湯匙椰子油

鴨胸肉 1 片，約 250 克，
切成 1 公分寬的長條

薑段 2 公分左右，細細切碎

1 湯匙淡色醬油

2 茶匙芝麻油

2 湯匙已煮熟的藜麥

青蔥 1 根，切細絲

¼ 根小黃瓜，切條

鴨肉營養豐富而美味，富含蛋白質。我選用蘆筍和迷你樹
（我幫青花菜取的小名！）來搭配，但你可以即興發揮。
進廚房也可以很好玩，混搭也能讓菜餚更好吃，吸收多樣
化的營養素。圖片裡是雙倍的分量。

做法

拿起一根蘆筍，輕輕折彎，彎到一定程度，蘆筍就會在變
軟嫩的地方斷裂。粗硬的梗丟棄不用。

煮一大鍋水，煮沸後放進蘆筍跟迷你樹，小火煮 1 分半。
用篩網或濾器瀝乾，然後用冷水沖洗。

在煎鍋內用大火加熱椰子油。放進鴨肉翻炒 30 秒，加入
薑末，再炒 1 分鐘，這時鴨肉應該已經熟了。關火，拌入
醬油和芝麻油。

將煮好的蔬菜放進碗裡，再放進藜麥和鴨肉，以及所有的
醬汁。混合均勻後盛入餐盤，放上蔥絲和小黃瓜。

泰式綠咖哩

無論什麼時候，這道美味的經典菜餚都是我的最愛。在食譜裡我建議用明蝦，但雞肉和豬肉也不錯。用包含好脂肪的全脂椰漿更能增添風味。魚露也是家中必備的調味料：可以放很久，儘管聞起來很可怕，吃起來卻很美味。

做法

在大湯鍋裡用中大火加熱椰子油。放進八角和茄子，炒1分鐘，然後加入咖哩醬（現成的也可以）跟一半的椰漿。把咖哩醬拌入椰漿，再把火開到最大。

倒進剩下的椰漿，在罐頭裡裝半罐水，搖晃一下混合罐頭裡剩餘的椰漿跟水，再倒進鍋裡。放入玉米筍，煮沸後小火煮3分鐘。放進明蝦，再小火煮2分鐘，直到蝦子變成粉紅色，表示已經煮熟。

關火，灑入魚露，試試味道夠不夠，再加入2個萊姆的汁、羅勒葉、香菜葉及辣椒。

用碗盛裝咖哩，剩下一個萊姆切成4塊，上桌後再擠汁。

4人份

可事先準備
適合冷凍保存
材料

2 湯匙椰子油
2 顆八角
茄子 1 根，切成小塊
2 湯匙泰式綠咖哩醬
400 毫升罐裝全脂椰漿
玉米筍一把
450 克新鮮明蝦，去殼
1–2 湯匙魚露
3 個萊姆
幾根羅勒，取葉片隨意切碎
幾根香菜，取葉片隨意切碎
紅辣椒1根，隨意切碎——
　　怕辣的話可以去籽

★ 喬的祕招

這是我的泰式綠咖哩醬食譜：

長紅蔥（banana shallot）
4 顆，剝皮切碎
南薑 4 公分左右，削皮後切碎
蒜頭 4 瓣，剝皮切碎
香茅 2 根，去硬皮後切碎
1 茶匙小茴香籽

½ 茶匙芫荽籽
羅勒 1 把
香菜 2 把
1 湯匙魚露
八角粉 1 撮

把所有的材料加一點溫水或椰漿，用食物處理機打碎。放進密封容器後，可以在冰箱裡放5天。

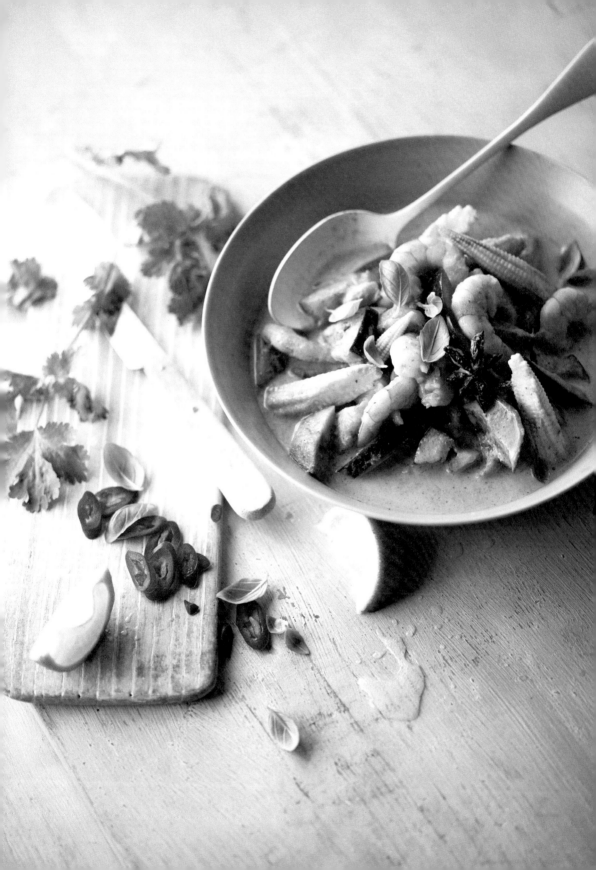

法式鱈魚排佐黑橄欖

這道菜簡單美味，改良自經典的法式組合。如果你不喜歡鱈魚，可以改用其他白肉魚。

可事先準備
適合冷凍保存
材料

20 克奶油
煙燻五花培根 2 片，
　切成 1 公分寬的長條
半個紫洋蔥，切丁
蒜頭 1 瓣，細細切碎
250 克鱈魚片，去皮，切塊，
　約 2 公分大小
400 克罐頭番茄一罐
去核黑橄欖 8 顆
一球莫札雷拉乳酪，撕成小塊
20 克松子
羅勒葉，裝飾用
　（可加可不加）

做法

在大煎鍋裡用中大火融化奶油。加入培根和洋蔥，炒2分鐘，直到洋蔥開始軟化，培根也完全煮熟。加入蒜頭，再煮30秒。

魚肉下鍋，不時要翻面，煎2分鐘左右。加入番茄，煮沸。把火關小，再煮2-3分鐘。

放入橄欖和莫札雷拉乳酪，關火，用餘溫融化莫札雷拉乳酪。

上桌前撒上松子——如果準備了羅勒葉，最後再放上即可。

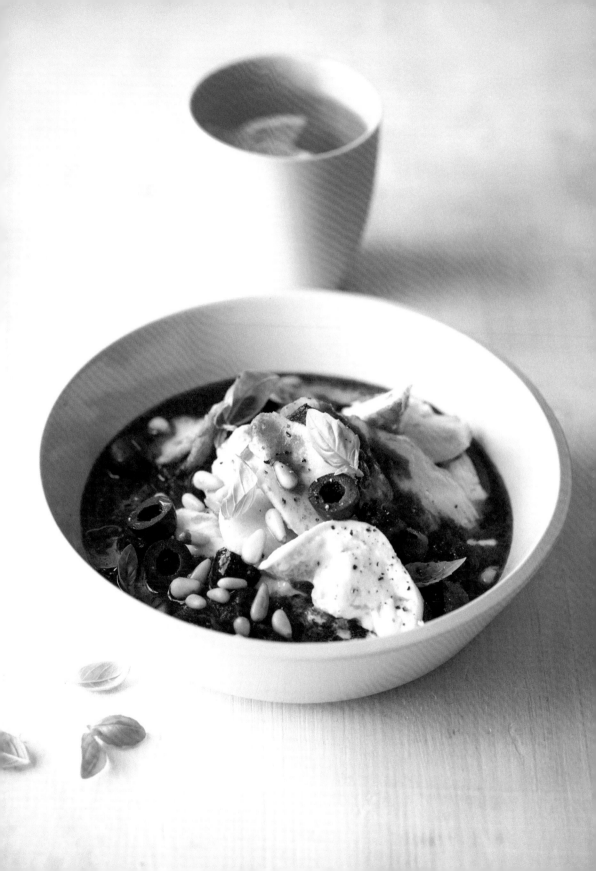

酪梨烤蛋

這快變成我的招牌菜了。我發布過幾次,也很喜歡看別人做了以後在Instagram上分享。裡面的健康脂肪超乎你的想像……喔,還有培根呢,所以不僅好看,也好吃。

材料

煙燻豬背肉培根 4 片
熟透的酪梨 1 顆
2 個蛋
鹽和胡椒
紅辣椒 1 根,切碎
　　(怕辣可以去籽)

做法

將烤架(或烤箱上火)以最高溫預熱,將培根放上烤盤後放進去。一面炙烤3分鐘,烤出香脆的培根。

同時,將酪梨對半切開,去核,兩半都用湯匙挖出一些酪梨,騰出放雞蛋的空間。挖出來的酪梨肉不需要浪費——拿來做墨西哥酪梨醬,或直接吃掉!

在兩半酪梨裡各放一個雞蛋,用少許鹽和胡椒調味,放在可以進微波爐的盤子上。分段加熱,一次30秒,總共加熱2分鐘——這樣蛋白會凝固,但蛋黃仍會流動。

將酪梨烤蛋和培根一起盛盤,撒上辣椒。

★喬的祕招

為了讓酪梨能平穩站在盤子上,把底部切掉一點點,就能平放。

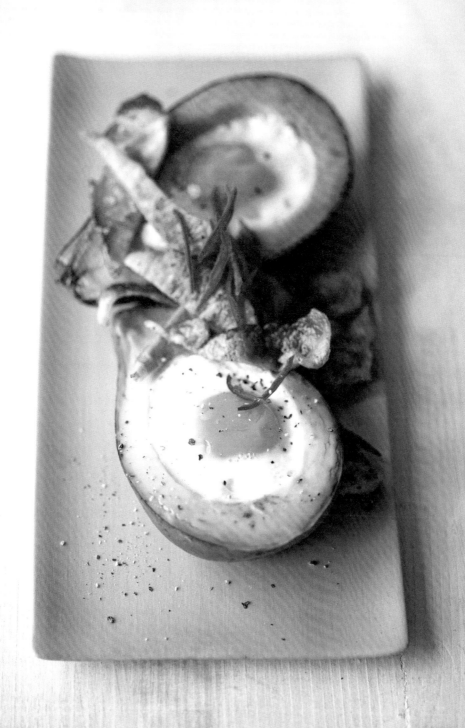

印度香料羊肋排

1人份

可事先準備
材料

150 克天然優格
2 湯匙杏仁粉
2 茶匙印度綜合香料
1 茶匙煙燻紅椒粉
鹽和胡椒
羊肋排 4 塊，每塊約 200 克
1 大把嫩菠菜
4 顆小番茄，對半切開
¼ 條小黃瓜，切條
香菜幾根，取葉片隨意切碎
1 個檸檬，擠汁

請客吃晚餐可以上這道菜！圖片裡的分量是食譜的兩倍。要買羊肋排，而不是羊排，因為肋排的肥瘦比例比較好。如果吃不完（我覺得不太可能！），第二天吃也很美味，回復室溫後搭配一大盤沙拉享用。

做法

將烤架（或烤箱上火）以最高溫預熱，將烤盤鋪上烘焙紙（為了事後比較好洗）。

將優格、杏仁粉、印度綜合香料跟煙燻紅椒粉放進碗裡，鹽和胡椒各加一大撮。混合均勻。

把加了香料的優格塗在羊肋排上，然後放在準備好的烤盤上。將烤盤放在烤架下，一面烤3到4分鐘，香料優格上應該會出現幾塊烤色。

烤羊肋排的時候，將菠菜、番茄和小黃瓜在碗裡拌好，就是一道沙拉。把沙拉堆在盤子上。

取出羊肋排，靜置1-2分鐘，然後排在沙拉上。上桌前撒一些香菜，淋上檸檬汁。

★可以準備一大盤你最喜歡的蔬菜來搭配，例如羽衣甘藍、青花菜、豌豆或四季豆。

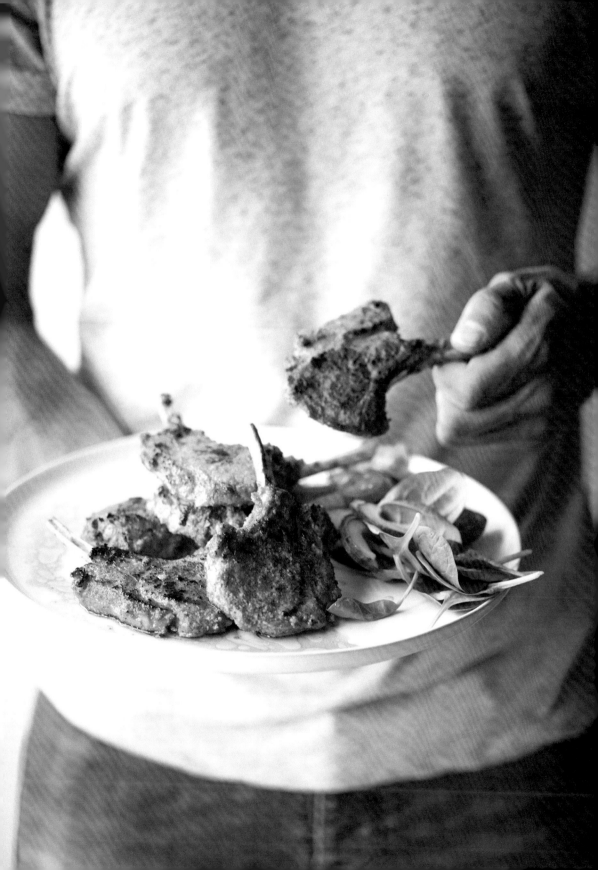

雞胸肉佐煙燻紅椒粉及杏仁

1人份

這是一道超棒的西班牙菜。我喜歡杏仁跟紅椒粉的組合！真的很好吃，做起來也簡單。

可事先準備

材料

½ 湯匙椰子油

半個紫洋蔥，細細切碎

蒜頭 1 瓣，細細切碎

1 個紅色甜椒，去籽後切條

2 茶匙煙燻紅椒粉

1 茶匙乾奧勒岡葉

1 片約 240 克的去皮雞胸
　　肉，切成 1 公分寬的長條

5 顆小番茄，對半切開

20 克去皮杏仁

1 大把嫩菠菜

鹽和胡椒

1 個檸檬，擠汁

做法

在大煎鍋裡用中大火加熱椰子油。放入洋蔥、蒜頭和紅椒，翻炒2分鐘，讓蔬菜變軟。

撒上煙燻紅椒粉和奧勒岡葉，跟蔬菜拌在一起，把火開大。放入雞肉跟番茄繼續煮，翻炒3-4分鐘，直到雞肉熟透。用刀尖插入比較厚的地方，確認雞肉已經完全變成白色，沒有留下粉紅色的地方。

拌入杏仁和菠菜，再煮2分鐘，煮到菠菜完全變軟。

將雞肉盛盤，用鹽和胡椒調味，再淋上檸檬汁。

★可以準備一大盤你最喜歡的蔬菜來搭配，例如菠菜、羽衣甘藍、青花菜、豌豆或四季豆。

鮭魚佐辣毛豆

1人份

現在要買已經去殼的冷凍毛豆很方便，多吃一點！這道沙拉的Omega-3脂肪酸含量很高，能幫你維持纖細苗條——也很適合帶便當。

可事先準備

材料

鮭魚 1 片，約 250 克，
　不需去皮
200 克冷凍毛豆
紅辣椒 1 根，細細切碎
　（怕辣可以去籽）
1 茶匙蜂蜜
2 茶匙魚露
1 湯匙淡色醬油
2 茶匙芝麻油
青蔥 2 根，切成蔥花
1 個紅色甜椒，去籽，切條
25 克核桃
芝麻葉 1 把

做法

煮兩鍋水，煮沸後將鮭魚放入一鍋，毛豆放到另一鍋。毛豆用小火煮 1 分半，用篩網或濾器瀝乾，以冷水沖洗。鮭魚煮12分鐘，煮熟即可。用漏勺小心取出鮭魚，放在盤子上。放涼後把皮剝掉。

同時可以混合辣椒、蜂蜜、魚露、醬油、芝麻油和蔥花，製作沙拉醬。

把毛豆倒進碗裡，加入紅椒、核桃和芝麻葉。倒入沙拉醬，全部混合在一起。

沙拉盛盤，鮭魚放在上面。趁熱馬上吃很不錯，稍微放涼也可——看你喜歡怎麼吃！

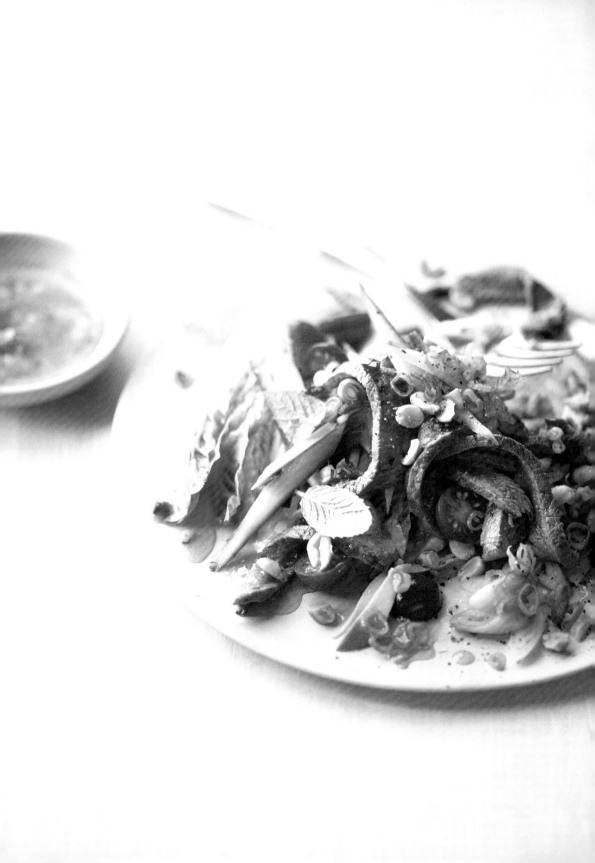

泰式牛肉沙拉

1人份

把牛肉換成蝦子或雞肉也一樣可口。你可以多做一點醬汁，在冰箱裡最多能保存3天。

可事先準備
材料

½ 湯匙椰子油

沙朗牛排1塊，約 250 克，
　　去掉外露的脂肪

鹽和胡椒

1 湯匙魚露

2 個萊姆，擠汁

香茅 1 根，只用白色的嫩
　　莖，切薄片

紅辣椒 1 根，細細切碎
　　（怕辣可以去籽）

2 茶匙芝麻油

¼ 根小黃瓜，切成細條

青蔥 2 根，切成蔥花

酪梨 1 個，切薄片

小番茄 4 顆，對半切開

小寶石萵苣（baby gem
　　lettuce）1 顆，拆下葉片

20 克花生，隨意切碎

薄荷葉和香菜葉，上桌前裝飾

做法

在煎鍋裡用大火加熱椰子油。在牛排上撒滿鹽和胡椒。油夠熱的時候，把牛排輕輕放進鍋裡，一面煎2分鐘。煎好後放進盤子裡，靜置2分鐘回醒。

煎牛排的時候，在大碗裡混合魚露、萊姆汁、香茅、辣椒和芝麻油來製作醬汁。拌入黃瓜和蔥花，放置一旁醃製2分鐘。

上桌前，把酪梨、番茄和生菜葉放入有黃瓜和蔥花的醬汁裡，輕輕拌勻。

把沙拉堆在盤子上，再將牛排小心疊在沙拉上，然後撒上切碎的花生及隨意撕碎的香菜葉和薄荷葉。

莎莎醬鮪魚排

1人份

如果你不喜歡罐頭鮪魚,買一塊新鮮的鮪魚排吧。鮪魚不僅好吃,也非常健康:鮪魚富含蛋白質,酪梨則能提供身體需要的健康脂肪。

材料

1 塊 300 克的鮪魚排
鹽和胡椒
1 湯匙椰子油
青蔥 2 根,切成蔥花
2 湯匙罐頭眉豆
　（black-eyed bean）
1 個酪梨,切塊
半個芒果（約 100 克）,
　切塊
小番茄 1 個,切塊
1 湯匙橄欖油
1 個萊姆,擠汁
香菜數根,取葉片切碎

做法

用鹽和胡椒調味鮪魚。將油放入煎鍋,大火燒熱。輕輕將鮪魚放進鍋裡,一面煎 2 分鐘,或煎到你想要的熟度。小心不要煎過頭,因為鮪魚沒什麼油脂,容易變乾。把鮪魚放到盤子上靜置,同時準備莎莎醬。

把所有剩餘的材料混合在一起,適度調味,莎莎醬就完成了。

用湯匙把莎莎醬舀到熟度完美的鮪魚上。

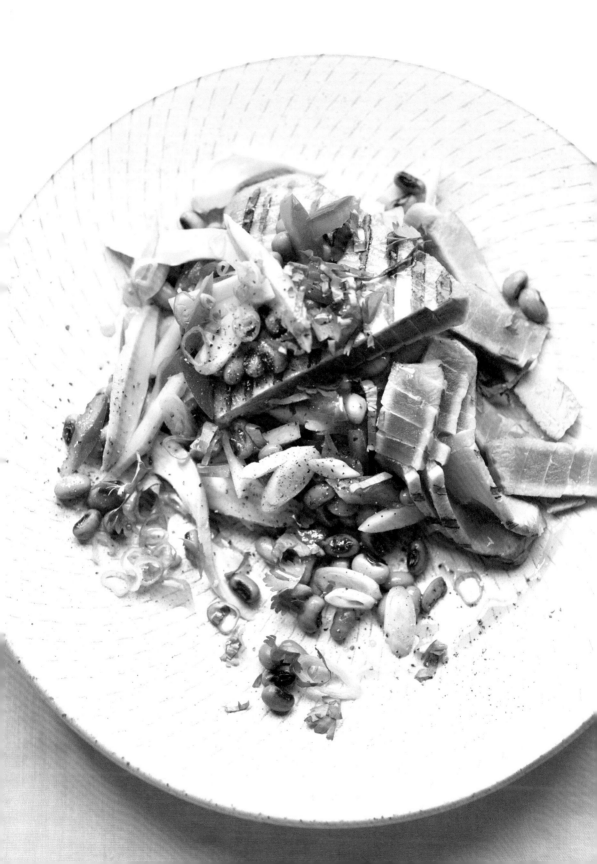

速成水煮鮭魚與普羅旺斯雜燴

2人份

普羅旺斯雜燴不需要煮到地老天荒！只要把所有的蔬菜切成差不多大小，切小塊一點，就能快速均勻煮熟。

可事先準備

適合冷凍保存

（僅限雜燴，魚不能冷凍）

材料

1 湯匙椰子油

小的紅洋蔥 1 個，切塊

小櫛瓜 1 根，切成 1 公分厚片

小茄子 1 根，切成 1 公分厚片

百里香 1 枝

1 湯匙番茄泥

2 湯匙巴薩米可醋

250 克的鮭魚排 2 片，去皮

做法

在大湯鍋裡將水煮沸，以便燙熟鮭魚。

同時，在大煎鍋裡用中大火加熱椰子油。放入洋蔥、櫛瓜和茄子，翻炒4分鐘，將蔬菜炒軟，略微上色。

放進百里香，再炒1分鐘，擠進番茄泥，與蔬菜攪拌均勻。繼續翻炒45秒左右，倒入巴薩米可醋和100毫升的水。煮沸，把火關小，燉煮大約10分鐘，或將蔬菜完全煮軟即可。如果感覺變得太稠，再加50毫升左右的水。

燉煮蔬菜時，把鮭魚片輕輕放入沸水。把火關小，煮大約10分鐘便可煮熟。

用漏勺小心取出鮭魚，瀝乾水分。將美味的普羅旺斯雜燴盛盤，上面放上多汁的鮭魚。

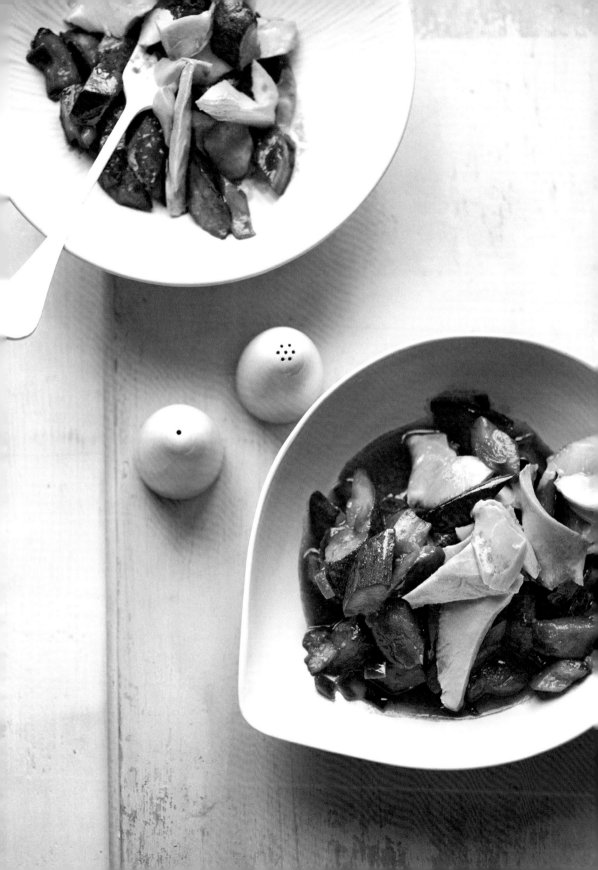

火雞絞肉生菜船

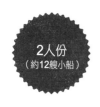

2人份
（約12艘小船）

這些小船香辣而風味十足，適合晚餐派對，要快速準備一頓午餐也很適合。如果不想吃火雞絞肉，換成牛絞肉或蝦子也可以。

可事先準備

材料

1 湯匙椰子油

500 克火雞絞肉

青蔥 5 根，切成蔥花

蒜頭 2 瓣，細細切碎

紅辣椒 1 根，細細切碎
（怕辣可以去籽）

1 湯匙魚露

1 個萊姆，擠汁

1 小把香菜，取葉片切碎

酪梨 2 個，切塊

番茄 2 個，切塊

2-3 顆小寶石萵苣，拆下葉片

做法

在大煎鍋裡用大火加熱椰子油。加入火雞絞肉，炒2-3分鐘，邊炒邊把絞肉撥開。加蔥花、蒜末跟辣椒，再炒2分鐘，火雞絞肉也該炒熟了。加入魚露、萊姆汁和香菜。混合均勻，然後關火。

在碗裡混合酪梨和番茄。

把生菜像小船一樣一艘艘擺在盤子上，用湯匙把火雞肉裝進小船，上面再放酪梨跟番茄。可以好好享用了。

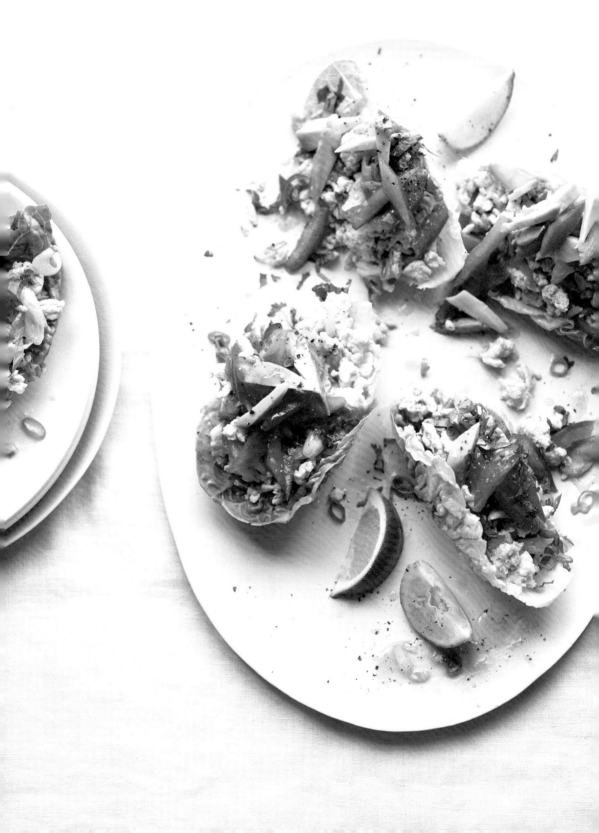

義大利種馬肉腸

2人份

可事先準備
適合冷凍保存
材料

12 條早餐肉腸（chipolata sausage）

1 湯匙橄欖油

1 茶匙茴香籽

紅蔥頭 2 顆，切塊

蒜頭 1 瓣，切碎

百里香 1 枝

球莖茴香 2 個，切塊

西洋芹菜 2 根，切塊

櫛瓜 1 條，切塊

小番茄 6 個

1 湯匙番茄泥

250 毫升雞湯

巴西利數根，取葉片切碎

喔，如果你喜歡肉腸，就該試試這道菜。材料比一般的 15 分鐘越吃越精瘦食譜餐點多一些，但是付出絕對有回報。這裡的材料夠 2 個人吃──或者你可以吃 1 份，留 1 份隔天享用。

做法

將烤架預熱到最高溫。把早餐肉腸放在烤盤上，烤 5 分鐘後翻面再烤 5 分鐘，讓表面呈褐色，完全熟透。將刀尖插入肉腸，確認裡面看不到粉紅色。

烤肉腸的時候，在大煎鍋裡熱油，放入茴香籽炒 20 秒，讓香味散發出來。加入紅蔥頭、蒜頭、百里香、茴香、芹菜和櫛瓜，翻炒 2 分鐘，直到蔬菜開始變軟。放入番茄和番茄泥，再炒 1 分鐘。

倒入雞湯，煮沸，再轉成小火。把烤好的肉腸輕輕放入鍋裡，燉煮 1 分鐘。拌入巴西利葉，然後盛盤。

★可以準備一大盤你最喜歡的蔬菜來搭配，例如菠菜、羽衣甘藍、青花菜、豌豆或四季豆。

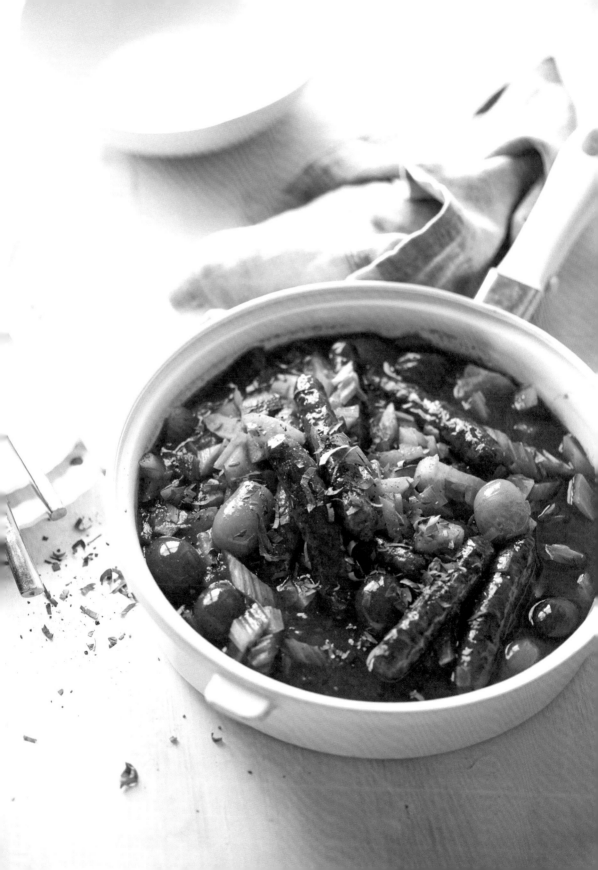

奶香牛排佐菠菜

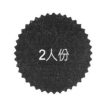

2人份

天啊——牛排、葡萄酒跟重乳脂鮮奶油？是夢嗎？感覺好不乖！但你會很喜歡這道菜的味道，裡面也有豐富的健康脂肪和蛋白質。

材料

2 湯匙橄欖油

2 片沙朗牛排，每片重 250-300 克，切除外露的脂肪

鹽和胡椒

蘑菇 8 朵，切塊

一點白葡萄酒

4 大把嫩菠菜

75 毫升重乳脂鮮奶油

做法

用大火熱煎鍋。把一湯匙橄欖油滴在牛排上，揉進肉裡，然後用鹽和胡椒調味。把牛排放到熱鍋裡，一面煎3分鐘。這樣可以煎出3分熟的牛排——如果想要5分熟或全熟，按你的喜好再煎久一點。煎到想要的熟度時，從鍋中取出，放在盤子上回醒，同時準備奶香十足的配菜。

用廚房紙巾擦一擦煎鍋，倒入剩下的油，用中大火加熱。加入蘑菇煎1-2分鐘，翻動2-3次，讓蘑菇表面略微上色。用鹽和胡椒調味，再把火開到最大。

倒入白葡萄酒，收乾汁液。加入菠菜，在鍋裡翻幾下，讓葉片完全軟化。倒進重乳脂鮮奶油，煮沸。試試味道，有需要的話再加一點鹽和胡椒。

仔細看看，這道菜太美味啦，開始狼吞虎嚥吧！

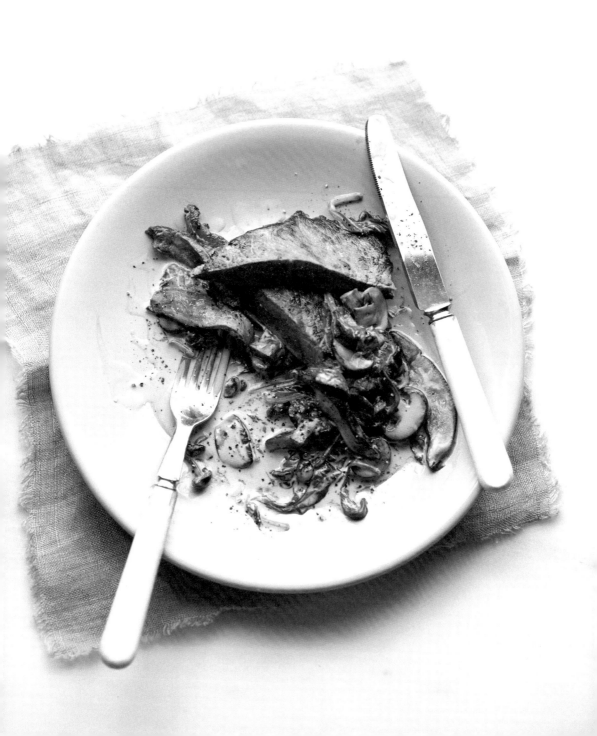

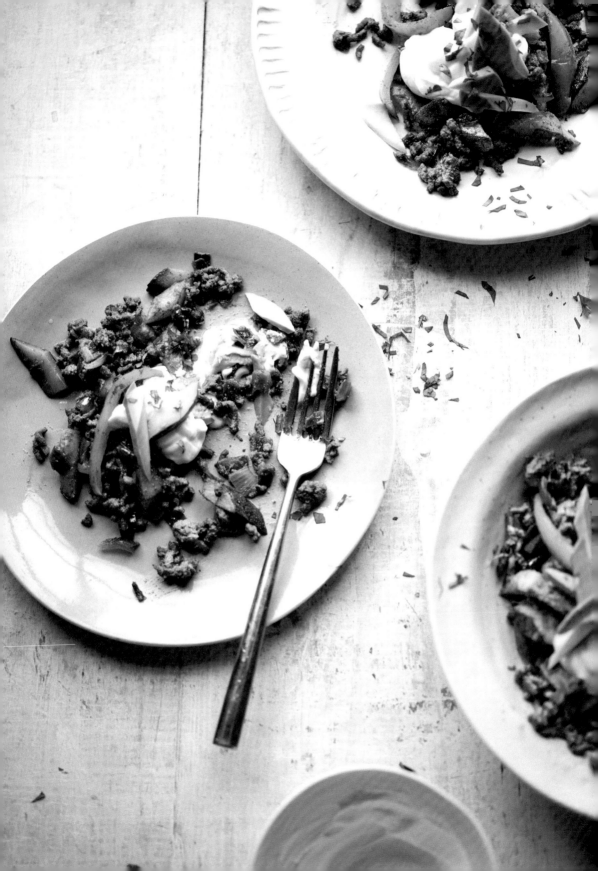

酪梨辣肉醬

1人份

這道菜「全都丟到鍋子裡」就好：超簡單，超好吃！冷的話也好吃，很適合帶便當。

可事先準備
材料

½ 湯匙椰子油

小的紅洋蔥 1 顆，切丁

綠辣椒 1 根，細細切碎
　（怕辣可以去籽）

紅色或黃色甜椒 1 個，
　去籽並切條

半條櫛瓜，切丁

300 克低脂（約5%脂肪）牛
　絞肉

1 茶匙煙燻紅椒粉

2 茶匙孜然粉

鹽和胡椒

1 湯匙全脂希臘優格

半個酪梨，切片

香菜幾根，取葉片切碎
　（可加可不加）

做法

在大煎鍋裡用大火熱椰子油。加進洋蔥、辣椒、甜椒和櫛瓜，炒1-2分鐘，炒到蔬菜變軟，開始上色。

加入牛絞肉，跟其他食材拌勻，用鍋鏟把結團的絞肉分開。繼續炒3分鐘，絞肉應該就會完全炒熟。

加紅椒粉跟孜然粉，再加一大撮鹽跟一大撮胡椒，續煮30秒。

把辣肉醬倒進盤子，放上優格跟酪梨，如果準備了香菜，最後再放上。

印度咖哩魚

不用到印度，也能享用美味的咖哩。這道食譜做起來超簡單，吃起來超美味。不喜歡吃魚的話，可以換成等份量的雞胸肉。這道菜很適合霸氣備餐，大量烹調後冷凍起來。

可事先準備
適合冷凍保存
材料

蒜頭 3 瓣，隨意切碎
薑段 3 公分，隨意切碎
綠辣椒 1 根，切碎
　（怕辣可以去籽）
番茄 2 個，切塊
1 湯匙椰子油
紅洋蔥 1 個，切丁
1 湯匙印度綜合香料
1 湯匙孜然粉
400 毫升全脂椰漿
500 克黑線鱈，去皮切成大塊
1 個萊姆，擠汁
幾根香菜，取葉片切碎

做法

用食物處理機打碎蒜頭、薑、辣椒和番茄，打到平滑後先放在一旁。

在炒鍋裡以中大火熱油。放進洋蔥，翻炒2分鐘。撒上印度綜合香料和孜然粉，再炒30秒，要不斷翻動。把打碎的食材放入鍋裡，先煮沸再倒進椰漿。再度煮沸，然後用小火煮2分鐘。

把黑線鱈加入咖哩，小火燉煮約3分鐘，將魚肉煮熟。

拌入萊姆汁和香菜，即可上桌。

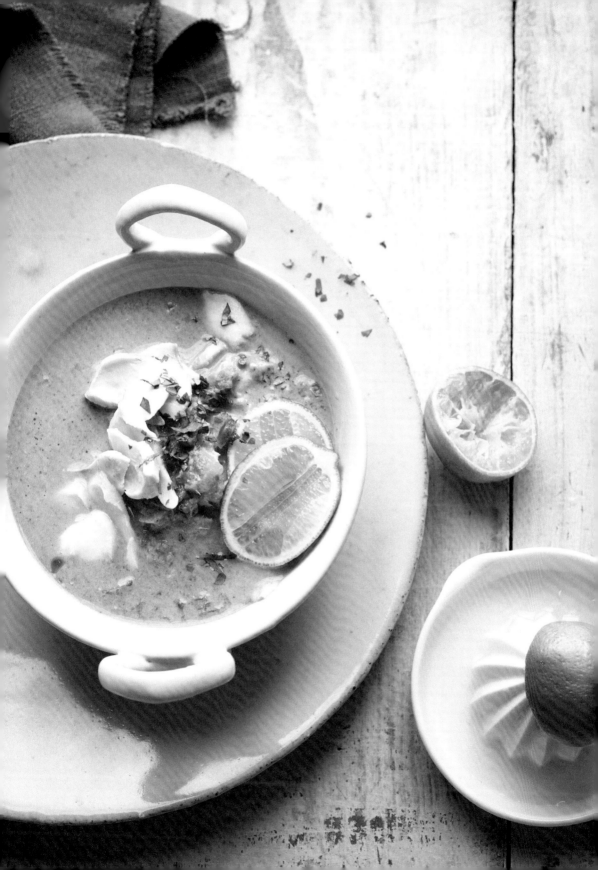

番茄雞蛋與西班牙辣腸

1人份

喜愛西班牙辣腸的人一定要試試這道菜。將西班牙辣腸與番茄同炒，絕佳的風味全部噴發出來，雞蛋則提供健康的脂肪。

材料

½ 湯匙橄欖油

75 克西班牙辣腸（風乾的，不是烹飪用的），切碎

1 撮乾辣椒片

青蔥 2 根，切成蔥花

400 克的番茄塊

雞蛋 2 個

2 湯匙磨碎的帕瑪森乳酪

少許切碎的巴西利，裝飾用

做法

用小煎鍋熱油。放進西班牙辣腸、辣椒片和蔥花，翻炒 2 分鐘。

倒進番茄，煮沸，再煮 1 分鐘。轉成中小火，用湯匙在番茄裡弄出兩個洞。把雞蛋打在洞裡，撒上帕瑪森乳酪，蓋上鍋蓋（如果你的鍋沒有蓋子，用大盤子或鋁箔紙也可以）。小火煮 5 到 6 分鐘，或等蛋白熟了即可，蛋黃應該還沒凝固。

最後撒上裝飾用的巴西利葉，直接用鍋子當食器。

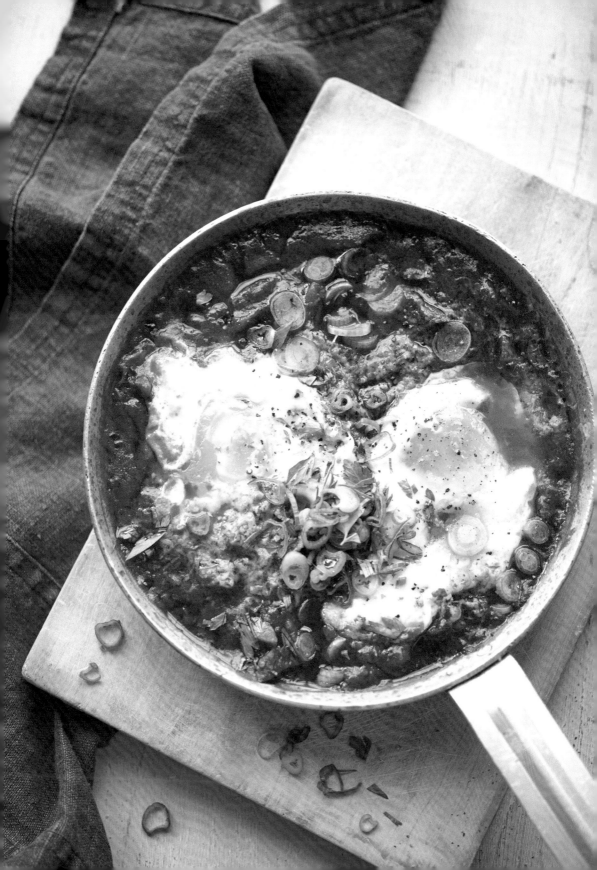

鮮蝦豆芽煎蛋捲

1人份

這是我發明的芙蓉蛋，想要速速準備好早餐，這是很好的選擇。也可以加其他蔬菜進去。

材料

雞蛋 3 個
2 茶匙淡色醬油
2 茶匙烤芝麻油
胡椒
1 湯匙落花生油
200 克已煮熟的蝦子
30 克綠豆芽
紅辣椒半根，細細切碎
　　（怕辣可以去籽）
20 克腰果，切碎
幾片香菜葉（可加可不加）

做法

把雞蛋打進碗裡，加醬油跟芝麻油，再磨一點黑胡椒進去。攪拌均勻。

將不沾材質的小煎鍋（直徑約15公分）用大火加熱，倒入落花生油。等油熱了，倒進打好的蛋汁，用木鏟或塑膠鏟不時推一下蛋汁，有點像做美式炒蛋的方法。等蛋液有一半以上凝固了，轉成中火。

把蝦子放在蛋皮上，再放豆芽。把蛋皮對折蓋住餡料，讓食材均勻加熱，大約需要30秒。

把蛋捲輕輕滑進盤子，撒上辣椒、腰果跟香菜葉。

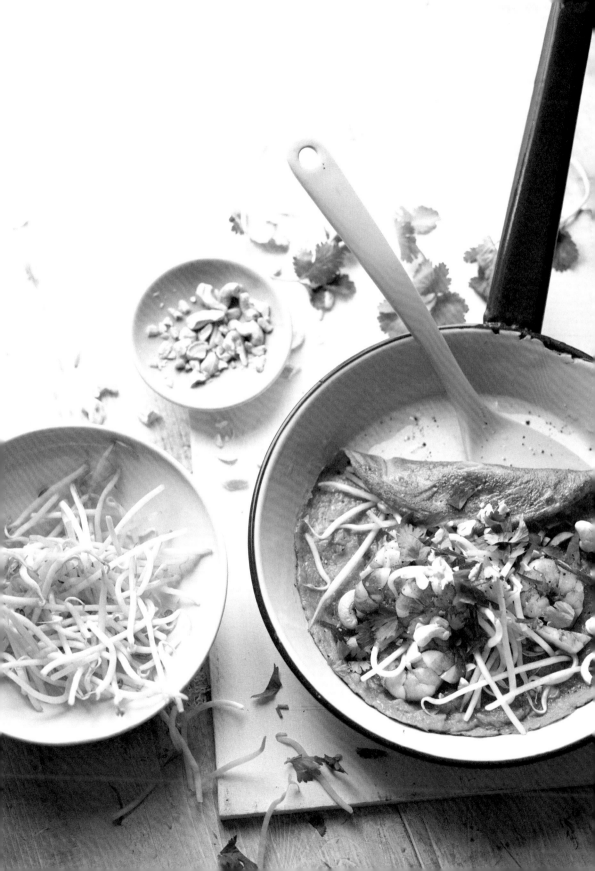

水煮鮭魚佐培根

2人份

唔，培根和鮭魚。好啊，來一盤！這道菜風味絕佳，富含必需Omega-3脂肪酸，能幫你保持精瘦。

可事先準備
材料

250 克的鮭魚排兩片，去皮

½ 湯匙橄欖油

厚切煙燻豬背肉培根 2 片，
　　切掉脂肪，切成 1 公分寬
　　的條狀

櫛瓜 1 條，切成半月形

200 克迷你樹（嫩莖青花菜），
　　較粗的莖要對半切開

小番茄 8 顆

2 把嫩菠菜

鹽和胡椒

40 克松子

磨碎的帕瑪森乳酪，
　　最後再撒上

做法

煮一大鍋水，煮沸後把鮭魚輕輕放入，轉成小火。文火煮10分鐘，煮到魚肉熟透。用漏勺把鮭魚排小心取出，瀝乾水分。

煮魚的時候，在大煎鍋裡用中大火熱油。等油熱了，放進培根煎1分鐘，加入櫛瓜跟迷你樹，翻炒1分鐘。放進番茄，再煮1分鐘，煮到番茄開始爆裂，流出香甜的汁液。加入菠菜，讓菜葉變軟，用少許鹽跟大量胡椒調味。

把培根跟蔬菜分成2份，裝進2個盤子，上面放水煮鮭魚，撒上松子。上桌前再撒一些磨碎的帕瑪森乳酪。

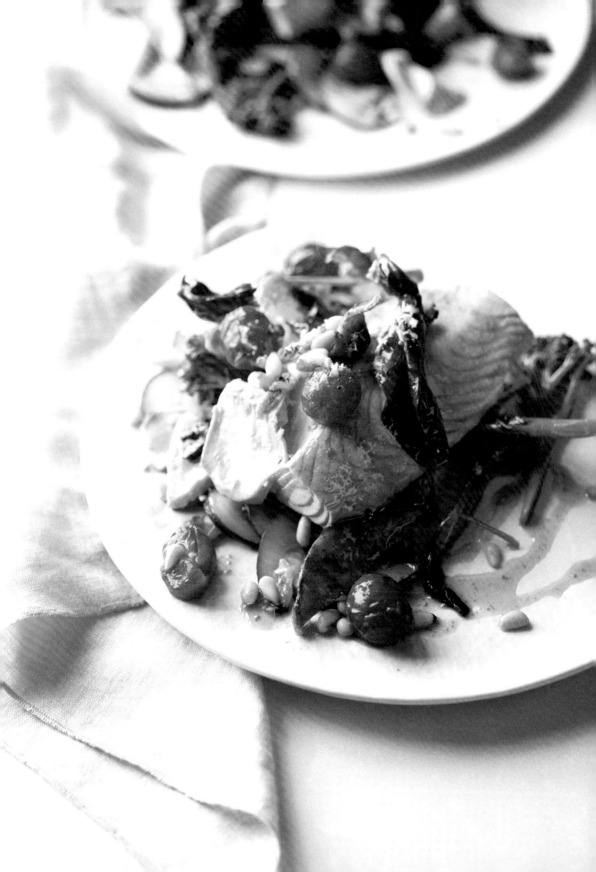

鱸魚佐香料
白花椰青豆乳酪

2人份

印度乳酪很像賽普勒斯的哈羅米（halloumi），很搭這道菜裡的鱸魚和白花椰菜。如果買不到印度乳酪，可以換成哈羅米。家裡一定要常備印度綜合香料，只要加到菜裡，就能增添不少風味！

材料

1 小棵白花椰菜，切成一朵一朵

1 湯匙椰子油

紅洋蔥 1 顆，切丁

薑段 2 公分，細細切碎

150 克印度乳酪（paneer），切成 2 公分見方

1 湯匙印度綜合香料

125 克冷凍青豆

2 把嫩菠菜

香菜幾根，取葉片切碎

120 克的鱸魚片 4 片，不用去皮，但要去鱗

鹽和胡椒

1 個萊姆，擠汁

做法

將一大鍋水煮沸，放入切好的白花椰菜，煮 3 分鐘。用篩網或濾器瀝乾，以冷水沖洗。把白花椰菜留在篩網或濾器裡放涼。

在大煎鍋或炒鍋裡，用中大火加熱一半的椰子油。加入洋蔥，翻炒 2 分鐘，炒到開始變軟後加薑，再翻炒 1 分鐘。

加入乳酪、印度綜合香料和青豆，翻炒 1-2 分鐘，炒到豆子都解凍，裡面已經熱透。如果印度綜合香料卡在鍋底，有點燒焦的感覺，加一點水就好。放入菠菜、白花椰菜和香菜，翻炒到菠菜葉變軟。

在另一個煎鍋裡，用中大火加熱剩餘的椰子油。用鹽和胡椒調味魚片，等油夠熱的時候，魚皮朝下，把魚片放進鍋裡。煎 1-2 分鐘，不要翻面，等魚皮變得酥脆，再翻過來煎 1 分鐘。

把乳酪跟蔬菜分盛兩盤，上面擺上魚片。最後擠一點萊姆汁上去。

半熟蛋與菠菜和培根

1人份

半熟蛋基本上是蒸出來、口感綿密的蛋。我喜歡這種質地，但是也可以用水煮蛋或炒蛋代替。

材料

1 大塊奶油

2 個大尺寸雞蛋

½ 湯匙橄欖油

4 片煙燻豬背肉培根，去掉肥肉，切成 1 公分寬條狀

2 大把嫩菠菜

鹽和胡椒

2 湯匙松子

做法

把一大鍋水煮沸，上面放一個蒸籠。

在兩個烤碗裡各放一塊奶油，然後一個烤碗打一個蛋進去。水煮沸後，蒸籠也開始冒出蒸氣，就把烤碗小心放進蒸籠裡。加蓋，蒸6到10分鐘，等蛋白蒸熟，但蛋黃還沒凝固。

同時，在大煎鍋裡用中大火加熱橄欖油。加入培根，煎1-2分鐘煎至酥脆。拌入菠菜，煮到葉片變軟，再用鹽和胡椒調味。

將半熟蛋與培根和菠菜一起盛盤，撒上松子。

鮭魚佐酸豆與義式卡布里沙拉

2人份

吃的時候閉上眼睛。卡布里沙拉、酸豆和新鮮羅勒，感覺就像在義大利。好棒的組合！

可事先準備
材料

4 湯匙淡味橄欖油
250 克去皮鮭魚片 2 片
1 茶匙第戎芥末醬
半個檸檬，擠汁
2 茶匙酸豆（caper）
1 個酪梨，切塊
熟透的番茄 2 顆，切塊
1 球莫札雷拉乳酪，撕成小塊
1 小把羅勒葉
50 克核桃，切碎

做法

在煎鍋裡用中大火加熱一湯匙椰子油。放入鮭魚排，一面煎 1-2 分鐘，煎到魚肉表面略微上色。用鍋鏟把鮭魚切成大塊，再煎 2-3 分鐘，這時應該煎透了。關火，把鮭魚放到盤子裡。

混合芥末醬、檸檬汁、酸豆和剩餘的橄欖油，製作沙拉醬。

把酪梨、番茄和莫札雷拉乳酪排在兩個盤子裡。上面放鮭魚塊，再撒上羅勒葉及核桃，最後再用湯匙淋上沙拉醬。

★ 喬的祕招

購買香草盆栽，養在家裡的窗台上，隨時都有新鮮香草可以用。

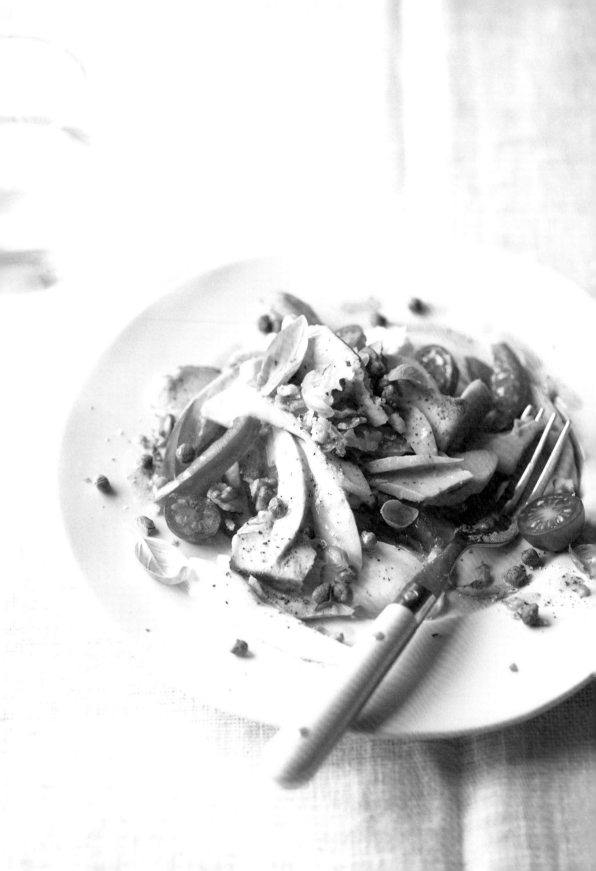

照燒鮭魚與櫛瓜麵

1人份

如果沒有螺旋切絲器，用削皮刀削出薄薄的櫛瓜片，疊起來用刀子切成麵條狀，就是櫛瓜麵。

可事先準備
材料

½ 湯匙椰子油

1 片 240 克的鮭魚排，去皮

青蔥 2 根，切成蔥花

薑段 2 公分，細細切碎

2 湯匙淡色醬油

1 湯匙蜂蜜

½ 湯匙米酒醋

小番茄 4 顆，對半切開

大尺寸櫛瓜 1 條，用螺旋切絲器切成長條，或切片後再切成麵條狀

2 茶匙芝麻油

做法

將一半的椰子油放進煎鍋，用中大火加熱。等椰子油融化後，溫度也夠熱了，輕輕將鮭魚滑進鍋裡，一面煎 2 到 3 分鐘，直到表面微焦，大概八九分熟。

同時，混合蔥花、薑末、醬油、蜂蜜和醋來製作照燒醬。把醬汁倒進剛才的煎鍋裡，煮至沸騰，關火。

再拿一個煎鍋，用大火加熱剩餘的椰子油。倒入番茄，翻炒 1 分鐘。小心放入櫛瓜麵，稍微翻動一下，煮大約 1 分鐘，讓櫛瓜有熱度即可。

將櫛瓜麵與番茄盛盤，疊上照燒鮭魚。最後灑一點芝麻油。

麥片雞排

可事先準備

（加熱要用烤箱，不能用微波爐）

適合冷凍保存

材料

50 克燕麥片

50 克杏仁粉

3 茶匙煙燻紅椒粉

鹽和胡椒

1 個雞蛋

220 克去皮雞胸肉 2 片

2 湯匙中筋麵粉

1 湯匙椰子油

半條黃瓜，
    切成 2 公分長的小塊

大番茄 1 個，切塊

酪梨 1 個，切塊

1 湯匙橄欖油

少許檸檬汁

工作一整天後覺得壓力很大？做這道菜吧，你可以拿雞肉出氣，用桿麵棍或拳頭狠打雞胸肉，方便均勻受熱。哦，忘了說，外面還包著一層麥片跟堅果粉，用椰子油煎過後，簡直是天堂才有的美味。

做法

在淺碟子裡混合燕麥片、杏仁粉、煙燻紅椒粉，跟一大撮鹽和胡椒。把雞蛋打入另一個淺碗，打散。

砧板上鋪一層保鮮膜，放上雞胸肉，兩片中間要留一點空隙，上面再用保鮮膜蓋住。用桿麵棍、肉鎚或其他鈍器敲打雞胸肉，敲成只有原來的一半厚度，變成平平一片。從保鮮膜中取出雞胸肉，撒上麵粉，輕輕搖幾下摔掉多餘的麵粉，然後浸入蛋液裡，拿起後也要輕搖幾下，去掉多餘的蛋汁。最後，把雞胸肉放在混合好的燕麥片混合物上，壓一壓，兩面都要盡量沾滿。

在大型不沾鍋裡用中火熱椰子油。小心地把雞胸肉放進鍋裡，一面煎約4分鐘，把雞肉完全煎熟。用刀尖刺進肉比較厚的地方，確認肉已經變成白色，沒有留下粉紅色。把雞肉放到紙巾上，吸掉多餘的油脂。

混合小黃瓜、番茄、酪梨、橄欖油和檸檬汁，快速做好沙拉，搭配麥片雞排上桌。

椰漿淡菜

2人份

如果你沒試過用椰漿烹煮的淡菜，用這道菜大飽口福吧。
吃膩了魚蝦，可以換換口味，而且淡菜非常好吃。

材料

1 湯匙椰子油

八角 2 顆

青蔥 6 根，切成蔥花

蒜頭 2 瓣，細細切碎

香茅 1 根，用刀背拍扁

紅辣椒 1 根，切碎
（怕辣可以去籽）

400 毫升全脂椰漿

2 公斤淡菜，把殼刷乾淨，
去掉硬毛

2 湯匙魚露

1 小把香菜，取葉片切碎

2 顆萊姆

做法

用有蓋的大湯鍋或炒鍋加熱椰子油（如果沒有鍋蓋，用盤
子或鋁箔紙也可以）。等油融化後，加入八角、蔥花、蒜
頭、香茅和辣椒，炒 1 分鐘，炒到蔥蒜開始變軟——這時
香味也會讓你食指大動！

倒入椰漿，煮沸，轉小火，煮 3 分鐘，讓椰漿濃縮一點。
這時檢查一下淡菜：如果已經打開，輕碰時不會合起來，
就要丟掉。把淡菜倒進椰漿裡，攪拌一下，蓋上鍋蓋煮 3
到 4 分鐘，不時搖晃一下鍋子。淡菜煮熟時，外殼會完全
打開——小心不要煮過頭，不然會變得跟牛皮糖一樣。沒
打開的淡菜都要丟掉。

關火，拌入魚露、一半切碎的香菜和一個萊姆的汁。把淡
菜分成兩碗，用剩餘的香菜裝飾。剩下的那顆萊姆對半切
開，放在碗旁邊上桌。

★可以準備一大盤你最喜歡的蔬菜來搭配，例如菠菜、羽
衣甘藍、青花菜、豌豆或四季豆。

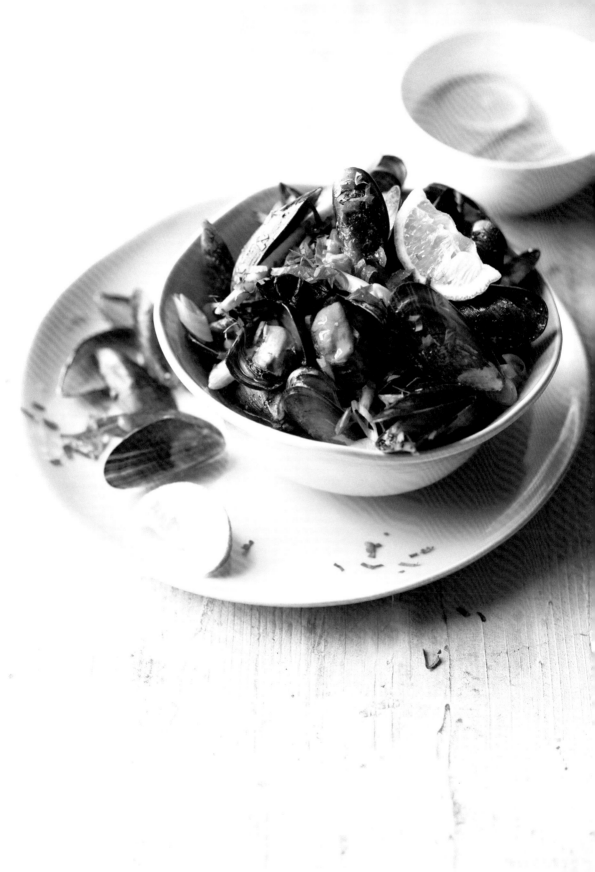

牛排佐西班牙辣腸、番茄及羽衣甘藍

2人份

材料

2 湯匙橄欖油

240 克的沙朗牛排 2 塊，
　切掉外露的脂肪

鹽和胡椒

75 克風乾西班牙辣腸，切丁

200 克羽衣甘藍，去掉粗梗

小番茄 8 顆，對半切開

1 湯匙雪莉醋，或巴薩米可
　醋，或紅酒醋

噢，有牛排也有西班牙辣腸？我也要一份！肉食者會很愛這道菜。如果你不喜歡羽衣甘藍，可以換成菠菜。一定要有綠色蔬菜。

做法

將一大鍋水煮沸，用大火加熱煎鍋。

把橄欖油抹在牛排上，用鹽和胡椒調味。煎鍋夠熱的時候，小心把牛排放入，一面煎2分鐘。把牛排放到盤子裡回醒。

這時，把西班牙辣腸丟到同一個煎鍋裡，轉小火，煮約2分鐘。同時把羽衣甘藍放進沸水裡，文火煮1分鐘，用篩網或濾器瀝乾。

把煎鍋的火開到最大，將番茄放到鍋裡，翻炒1分鐘。倒入醋，收乾汁液。加入羽衣甘藍，把所有的材料拌勻。

關火，用鹽和胡椒調味。將牛排盛盤，倒上可口的炒菜。

經典煙燻鮭魚配炒蛋

2人份

這道健康早餐之王是真正的「15分鐘越吃越精瘦食譜」餐點！如果你早上總是匆匆忙忙，試試看吧。用小火跟奶油拌炒雞蛋，能炒出綿密的口感。

材料

6 顆蛋

20 克奶油，切塊

胡椒

6 片煙燻鮭魚，
　切成 1 公分寬的條狀

1 小把細香蔥，切碎

1 把嫩菠菜，與成品一起裝盤

做法

用醬汁鍋將水煮沸。

把蛋打進耐熱的大碗裡，加入奶油，磨一大撮黑胡椒。把蛋打散，把碗架在沸水上，立刻把火轉小。煮約10分鐘，不時攪拌一下。蛋開始凝結時，加入煙燻鮭魚和細香蔥，繼續煮到你想要的硬度——煮越久會越硬。

將奢華的炒蛋盛盤，配上一大把菠菜，再磨一些黑胡椒上去。

鱸魚佐巴西堅果、羽衣甘藍和石榴

1人份

鱸魚配上堅果和石榴——好棒的風味組合，而且營養豐富。請人吃晚餐時端出這道菜，會讓朋友大聲讚好！

可事先準備
材料

2 湯匙橄欖油

120 克的鱸魚片 2 片，
　　不需去皮

鹽和胡椒

75 克羽衣甘藍，去掉粗梗

4 顆迷你樹（嫩莖青花菜），
　　較粗的莖要對半切開

2 湯匙石榴籽

25 克巴西堅果，切碎

紅辣椒 1 根，細細切碎
　　（怕辣可以去籽）

做法

將一鍋水煮沸。

同時，在煎鍋裡用中大火加熱一半的橄欖油。用鹽和胡椒調味鱸魚，等油熱了，把魚片下鍋，魚皮朝下。煎2到3分鐘，再小心翻面。關火，用餘溫繼續加熱魚片。

把羽衣甘藍和迷你樹放進沸水裡，小火煮2分鐘。用篩網或濾器瀝乾，然後用冷水沖洗。把蔬菜放進碗裡，加入剩餘的橄欖油，以及石榴籽、巴西堅果和辣椒。輕輕拌勻所有材料。

把蔬菜堆在盤子上，再疊上魚片，就可以開動了。

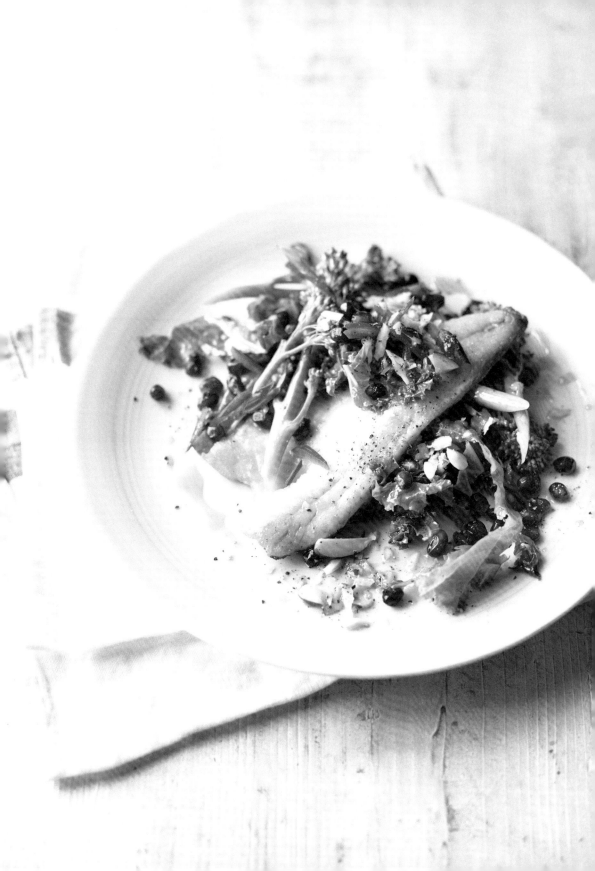

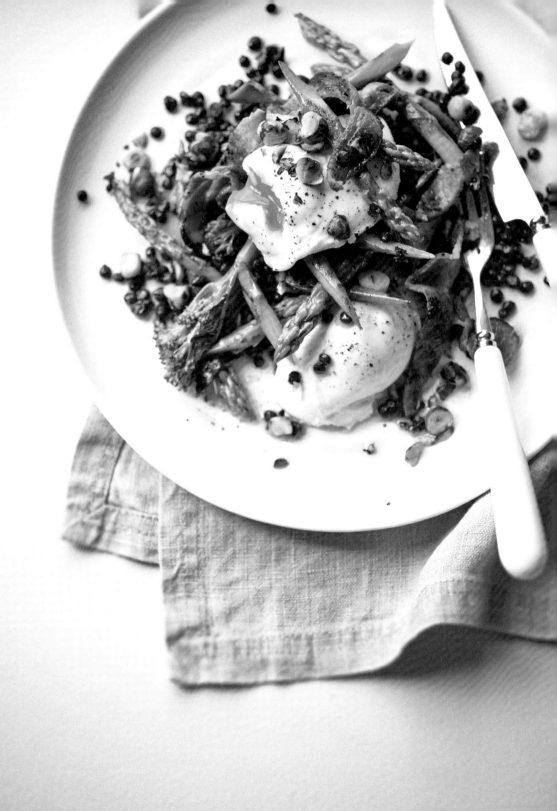

香烤迷你樹與蘆筍配水波蛋

2人份

還能說什麼？現在大家都知道我有多愛迷你樹了！好的，這道早餐你一定會很愛，跟我一樣。

材料

蘆筍 8 根，去掉粗硬部位
8 顆迷你樹（嫩莖青花菜）
煙燻豬背肉培根 2 片
鹽和胡椒
150 克煮熟的普伊扁豆
雞蛋 4 顆
一點點橄欖油
少許雪莉醋
2 湯匙烤過並切碎的榛果

做法

把一大鍋水煮沸，將有凸條的烤盤用大火加熱。這時最好把窗戶打開，因為有時候一烤東西，火災警鈴就響了……

烤盤夠熱時，把蘆筍、迷你樹和培根直接放上去，在蔬菜上撒一點鹽和胡椒。烤3-4分鐘，不時翻動——讓培根烤得酥脆，蔬菜略有烤痕。

按著包裝上的指示，用微波爐加熱扁豆。

把雞蛋小心打進熱水裡，把火轉小，讓水微微冒泡就好。煮大約4分鐘，讓蛋黃仍保持流動，然後用漏勺將雞蛋小心撈起，用紙巾吸乾水分。

等蔬菜都烤好，從鍋裡取出，放進大碗裡。拿出培根隨意切塊，也放進碗裡，再加入橄欖油、雪莉醋和扁豆。上面放水波蛋，再撒上烤過的榛果。

鴨胸、四季豆與核桃

1人份

噢，哈囉，都是健康的脂肪呢！這道菜好像高級法式小酒館的菜餚，但只要幾分鐘就能做好了。常溫食用很美味，帶便當吃冷的也不錯。

可事先準備

材料

1 湯匙橄欖油
240 克鴨胸肉，
　　切成 2 公分厚的條狀
鹽和胡椒
100 克四季豆
1 湯匙核桃油
40 克核桃
2 湯匙油漬番茄乾

做法

將一大鍋水煮沸。

在煎鍋裡用中大火加熱橄欖油。用鹽和胡椒調味鴨胸。等油熱了，加入鴨肉翻炒，炒約3分鐘，直到鴨肉煮熟，有些地方已經煎成金黃色。

同時，把四季豆放進沸水裡，煮1分鐘。用篩網或濾器瀝乾，然後用冷水沖洗。把四季豆倒進盤子碗裡，加入核桃油、核桃和油漬番茄乾。用鹽和胡椒調味，然後拌勻。

把四季豆和核桃盛盤，上面擺上鴨肉。

火雞肉丸佐菲達乳酪

這道肉丸美味極了，我把烹飪影片放上Instagram，點閱率名列前茅。乳酪醬汁搭配牛肉丸也很不錯。冰箱裡若有要清掉的蔬菜也可以加進去。

1人份

可事先準備
適合冷凍保存

材料

½ 湯匙椰子油

半個紫洋蔥，切丁

1 個紅色或黃色甜椒，去籽，
　切細條

半條櫛瓜，切丁

300 克現成的火雞肉丸（可到
　超市購買）

400 克的罐頭番茄塊

20 克希臘菲達乳酪（feta），
　剝成碎塊

巴西利幾根，取葉片切碎（可
　加可不加）

做法

在大煎鍋裡用中大火加熱椰子油。加入洋蔥、甜椒和櫛瓜，翻炒2分鐘，把蔬菜炒軟。

把火開到最大，放入肉丸。煎2-3分鐘，不斷翻動，均勻煎成金黃色。

倒入碎番茄，煮沸，把火關小，燉煮5分鐘，煮到肉丸熟透。把最大的肉丸從中間切開，確認裡面的肉已經從粉紅色變成白色。

關火，放上剝碎的菲達乳酪，若有準備巴西利，也一起撒上。

★喬的祕招
如果找不到現成的火雞肉丸，買火雞絞肉，用適量的鹽和胡椒調味。加一撮乾奧勒岡葉、巴西利或肯瓊（Cajun）香料粉。揉1分鐘，然後捏成高爾夫球大小的肉丸。

中東風羊肉丸佐希臘沙拉

2人份

這道菜很適合夏季，也很適合用烤肉爐製作。沙拉的鮮脆能中和肉丸的濃郁。如果要換食材，牛絞肉也很適合。

可事先準備
適合冷凍保存

（只能冷凍中東肉丸，沙拉不行！）

材料

350 克低脂羊絞肉

2 茶匙肉桂粉

2 茶匙孜然粉

青蔥 4 根，切成薄片

蒜頭 2 瓣，細細切碎

鹽和胡椒

小黃瓜半條，切成小段

大番茄 1 個，切塊

黑橄欖 16 顆

少許雪莉醋

1 小把薄荷葉（裝飾用）

做法

用最高溫預熱烤架。

將羊絞肉倒入碗裡。加入肉桂粉和孜然粉、青蔥和一大撮鹽和胡椒，完全攪拌均勻——我覺得用雙手揉捏最棒。

把絞肉分成4份，插入竹籤或烤肉叉，把絞肉塑成長條狀，放在烤盤上。中東肉丸一面烤5分鐘，烤到均勻上色，裡面熟透。

同時，在碗裡把小黃瓜、番茄、橄欖和醋拌在一起。

用豪邁的沙拉搭配肉丸上桌——如果準備了薄荷葉，隨性撒上當裝飾。

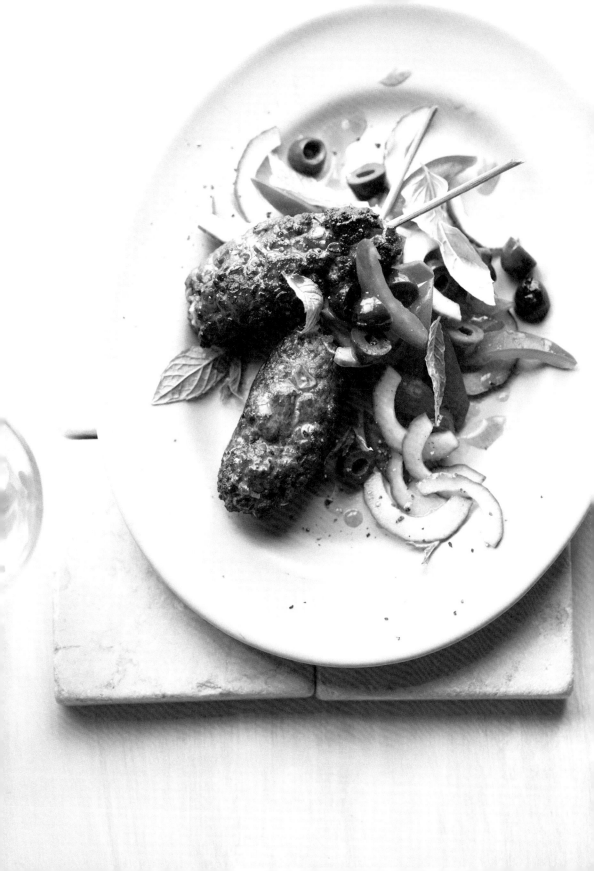

椰漿腰果豆泥咖哩

料理較費時
可事先準備
適合冷凍保存
材料

250 克乾燥去皮黃碗豆
　　（可到超市購買）
1 湯匙椰子油
小的紫洋蔥 1 個，切塊
1 茶匙小茴香籽
肉桂棒 1 條，折成兩半
1 片新鮮的月桂葉，
　　或 2 片乾燥的月桂葉
蒜頭 4 瓣，細細切碎
薑段 5 公分，細細切碎
綠辣椒 1 條，縱向對剖
1 湯匙印度綜合香料
1 茶匙薑黃粉
400 毫升全脂椰漿
500 毫升蔬菜高湯，先加熱
200 克腰果
2 大把嫩菠菜
香菜 1 把，取葉片切碎

美味的素食餐點。這道菜做起來比我大多數的食譜更花時間（大概 1 小時），但很值得試試看，因為很好吃。

做法

把黃碗豆放進大碗裡，加入 40 到 50 度的溫水。放置一旁浸泡，同時準備洋蔥和香料。

在大湯鍋裡用中火加熱椰子油。放進洋蔥，煮 3 到 4 分鐘，煮軟。加入小茴香籽、肉桂棒和月桂葉，翻炒 45 秒，再放入蒜末、薑末和辣椒，煮 1 分鐘。撒上印度綜合香料和薑黃粉，翻炒 30 秒。

將黃碗豆瀝乾，放入鍋裡，倒入椰漿和一半的蔬菜高湯。煮沸後，用文火燉煮 30 分鐘，煮到黃碗豆變軟。

同時，將剩餘的蔬菜高湯倒在腰果上，浸泡 10 分鐘。把腰果和高湯倒進果汁機，攪打至平滑。

等黃碗豆煮軟，加入腰果醬和菠菜，攪拌一下，用咖哩煮軟菠菜葉。關火，拌入香菜，就可以大快朵頤。

★可以準備一大盤你最喜歡的蔬菜來搭配，例如菠菜、羽衣甘藍、青花菜、豌豆或四季豆。

火雞穆莎卡

4人份

料理較費時
可事先準備
適合冷凍保存
材料

圓茄 3 條，
　　切成半公分的厚片
約 100 毫升的橄欖油
鹽和胡椒
大的紫洋蔥 1 個，切丁
蒜頭 3 瓣，細細切碎
火雞絞肉 1 公斤
1 茶匙肉桂粉
1 湯匙番茄泥
300 毫升雞湯
2 茶匙乾奧勒岡葉
2 球莫札雷拉乳酪
　　（約 250克）
4 湯匙磨碎的帕瑪森乳酪
巴西利 1 把，取葉片切碎

烤茄子令人難以抗拒──在這道穆莎卡（moussaka）裡，茄子更是完美的晚宴素材。更讚的是可以事先準備好，不會讓你覺得手忙腳亂。這道菜的烹調時間超過 1 小時又 15 分鐘，因為進烤箱的時間比較長。

做法

將烤架預熱到最高溫。把茄子鋪在烤盤上，淋上一點點橄欖油，用鹽和胡椒調味。放到烤架下方，一面烤 2 分鐘。烤好後（摸起來軟軟的，看起來縮了一點），把茄子放到盤子上，再繼續烤剩下的茄子片，全部烤好放到盤子裡。

在大煎鍋裡用中大火加熱少許橄欖油。放入洋蔥和蒜頭，翻炒 3-4 分鐘，炒軟。轉成大火，加入火雞絞肉、肉桂粉、番茄泥、雞湯和奧勒岡葉。煮沸後轉成小火，燉煮 20 分鐘。

將烤箱預熱到攝氏 190 度。

將炒好的絞肉取大約四分之一，放進深烤盤裡。將半球莫札雷拉乳酪撕開，放在絞肉上，再鋪上三分之一烤好的茄子片（稍微重疊也沒有關係）。重複放肉、放乳酪、鋪茄子的程序，直到鋪了 3 層絞肉和 3 層茄子，再把最後四分之一的絞肉放上去。

最後撒上帕瑪森乳酪，放進烤箱烤 30 分鐘，充分加熱，表面烤至金黃。最後撒上新鮮的巴西利。

喬的雞肉派

4人份

料理較費時
可事先準備
適合冷凍保存

材料

2 大塊奶油

韭蔥 1 根，洗淨後切成 2 公
　　分的小段

200 克蘑菇，切塊

250 克的雞胸肉 4 片，
　　切成一口大小

250 毫升雞湯

1 湯匙玉米澱粉

100 毫升重乳脂鮮奶油

2 大把嫩菠菜

酥皮 6 片

少許橄欖油

沙拉或蔬菜，搭配食用

如果你愛吃雞肉派，這道菜不會讓你失望。不妨叫它60
分鐘越吃越精瘦食譜，如果你不在乎多花點工夫，結果很
值得期待。此外，裡面加了鮮奶油跟奶油，吃起來肯定很
令你滿足。

做法

把烤箱預熱到攝氏190度。

在大煎鍋裡用中大火加熱奶油。加入韭蔥和蘑菇，炒2-3
分鐘至變軟。把火轉大，加入雞肉，再炒2分鐘——雞肉
這時還是半生——倒入雞湯，煮沸。

同時，混合玉米澱粉和兩茶匙水，調勻後倒入鍋裡，再加
入鮮奶油。再度煮沸，輕輕攪拌，煮至醬汁變稠。關火，
拌入菠菜，將整鍋倒入28公分長、15公分寬的派盤裡，
稍微放涼。

拿一片酥皮，用手稍微弄皺——隨便你愛怎麼處理都可
以！把弄皺的酥皮放在雞肉餡上面，剩餘的酥皮比照辦
理。

在酥皮上灑點橄欖油，烘烤約20分鐘，這時酥皮已經變
脆，呈現金黃色。

用沙拉或蔬菜搭配雞肉派享用。

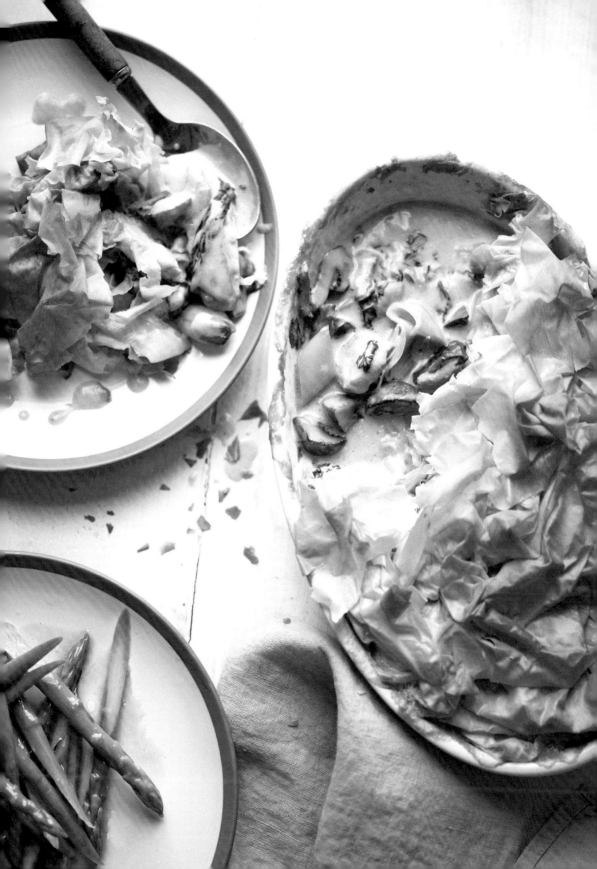

運動後補充
醣類食譜

4

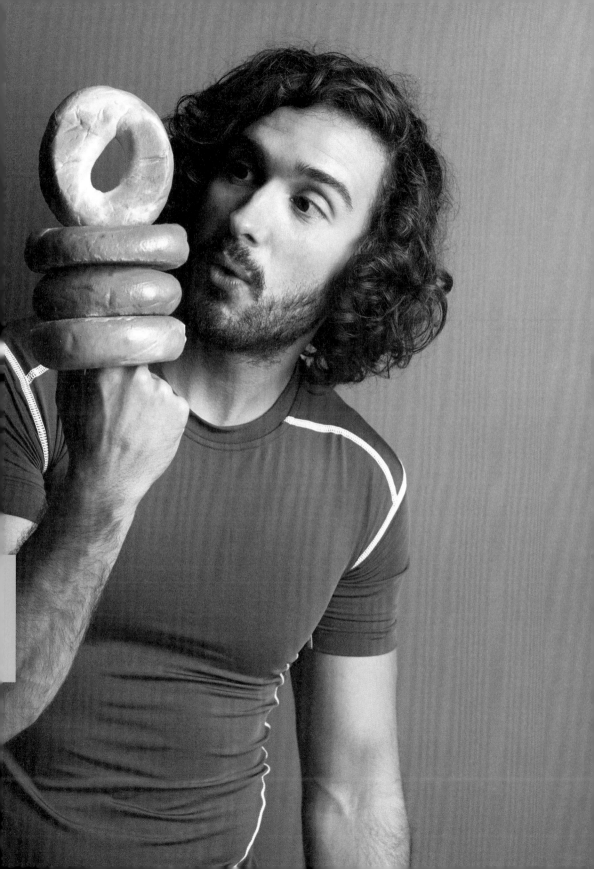

香蕉藍莓
燕麥粥

1人份

這份早餐快速又簡單，早上做完運動後幫你補充滿滿的元氣，開始這一天。

材料

香蕉 1 根，切塊

75 克全脂優格

250 毫升杏仁漿

1 勺草莓蛋白營養補充粉
　　（約30 克）

100 克燕麥片

1 把開心果或其他堅果、藍莓
　　和覆盆子，搭配食用

做法

把香蕉、優格、杏仁漿和蛋白粉放進果汁機，攪打至平滑。混合好的成品放進碗裡，拌進燕麥片，蓋好後冷藏至少4小時，最好浸泡一整夜。

食用時放上堅果、藍莓和覆盆子。

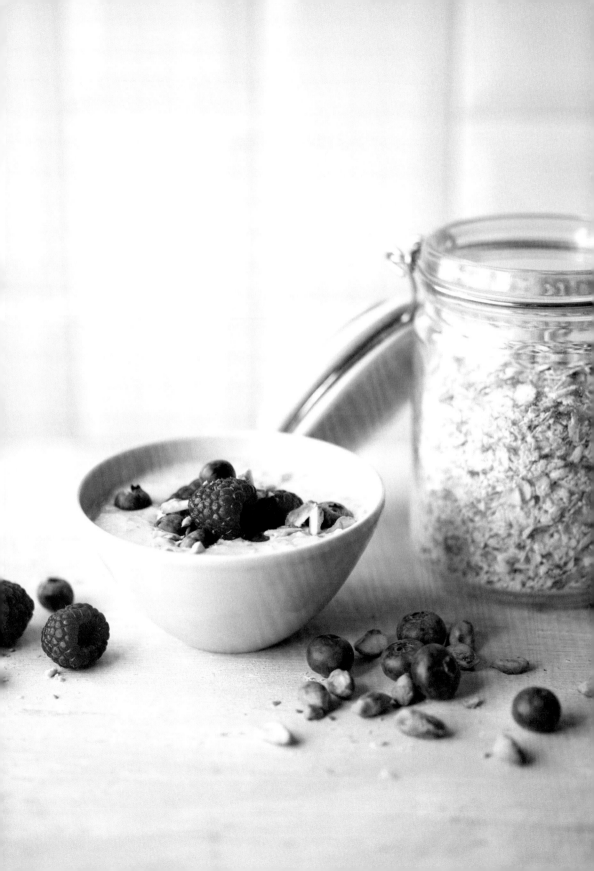

瘦身滿福堡

1人份

想到做完運動就可以吃滿福堡，絕對能幫你撐過最後那幾下。要做出完美的水波蛋，務必選用最新鮮的雞蛋。

材料

雞蛋 2 顆

2 茶匙椰子油

小番茄 5 顆

2 大把嫩菠菜

大尺寸英式瑪芬

240 克火腿或燻腿肉，去掉外
　　露的脂肪

紅辣椒 1 根，切碎
　　（可加可不加）

做法

煮沸一鍋水。將雞蛋小心打進熱水裡，把火轉小到稍微冒泡即可。煮大約4分鐘，這時蛋黃尚未凝固，用漏勺小心取出，放在紙巾上瀝乾。

同時，在大煎鍋裡用中大火加熱椰子油。放入番茄，在熱油裡略煎1-2分鐘，直到外皮約略變成褐色，稍微爆開。這時放入菠菜，與番茄一起翻炒至軟，然後關火。

將瑪芬烤熱，上面放上火腿或燻腿肉，將番茄菠菜舀上去，再放上水波蛋，如果準備了辣椒，最後撒上。

贏家蛋白質鬆餅

1人份

唔，吃鬆餅也會瘦？好呀，來一份！吃鬆餅或許感覺太放縱，事實上卻是運動後最棒的享受，疊起來大快朵頤吧。這是努力的報酬！

材料

香蕉 1 條，切塊
1 勺（30 克）香草蛋白營養
　補充粉
雞蛋 1 顆
25 克燕麥片
1 湯匙椰子油
全脂希臘優格、藍莓和覆盆
　子，搭配食用

做法

把香蕉、蛋白粉、雞蛋和燕麥放進果汁機，製作粉漿。

在不沾鍋裡用中火加熱一半的椰子油。把粉漿放進鍋裡——我通常用一半的粉漿，可以一次做3個鬆餅。一面煎約1分鐘。取出後，再把剩下一半煎好。

上桌前舀上一勺優格和幾顆莓果。

藍莓香蕉蛋白質奶昔

1人份

要攝取大量維生素，這杯奶昔就夠了，製作容易，要帶出去也方便（可以在通勤時候喝）。我建議買一台好一點的果汁機，絕對值得。別忘了，蛋白奶昔不時喝喝還行，但不該取代真正的食物——只能偶一為之！

材料

75 克燕麥片
1 大把藍莓
冰塊幾顆
香蕉 1 條，切塊
1 勺（30 克）香草或草莓蛋
　白營養補充粉
1 湯匙奇亞籽
250 毫升椰子水或清水

做法

把所有材料放進果汁機，打至平滑。

★ 喬的祕招

在古代，奇亞籽是阿茲特克人跟馬雅人很重要的食物。他們很看重奇亞籽提供的穩定能量。事實上，奇亞籽在古代馬雅語中就是「力量」的意思。別看它們小就以為沒有用！這些小小的種子富含纖維、蛋白質和抗氧化劑，充滿營養的力量。

無敵浩克奶昔

1人份

綠綠的，對身體很好。我通常不削蘋果皮，因為皮裡營養素很多，但看你的習慣，削掉也沒關係——都不錯！好好享受吧。

材料

200 毫升杏仁漿
青蘋果 1 個，去芯切塊
2 大把嫩菠菜（約 120克）
1 勺（30 克）香草蛋白營養
　補充粉
75 克燕麥片

做法

把所有材料放進果汁機，加一把冰塊，打至平滑。

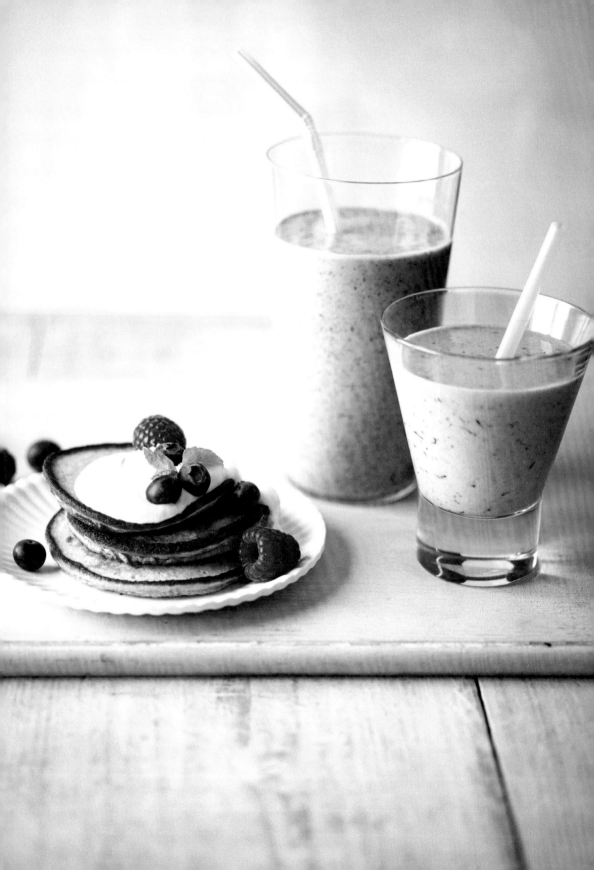

疊疊樂貝果

1人份

材料

雞蛋 1 顆

原味貝果 1 個

2 茶匙墨西哥辣椒醬
（chipotle）或烤肉醬

1 湯匙全脂希臘優格

1 大把芝麻菜

番茄 1 個，切片

150 克火雞胸肉或雞胸肉

75 克烤牛肉，切片

疊疊樂貝果萬歲！不知道為什麼，這份在運動後吃的疊疊樂貝果讓參加90天計畫的人如癡如醉。我猜他們覺得吃起來太放縱了——不過，我說了，你才鍛練過，可以補充醣類，不需要有罪惡感。選用高品質的熟肉，不要買有問題的便宜重組肉。如果你懶得煮水波蛋，連殼水煮後切片也可以。

做法

將一鍋水煮沸。把雞蛋打進熱水裡，轉成小火，微微冒泡即可。煮4分鐘，讓蛋黃仍略為流動，用漏勺小心取出，放在紙巾上吸乾水分。

將貝果對半切開，烤2分鐘。

在貝果上均勻塗滿辣椒醬或烤肉醬，再塗上優格，然後開始組合：從芝麻菜和番茄開始，再疊上火雞（或雞肉）和牛肉，再來是水波蛋。最後蓋上另一半貝果，吃吧！

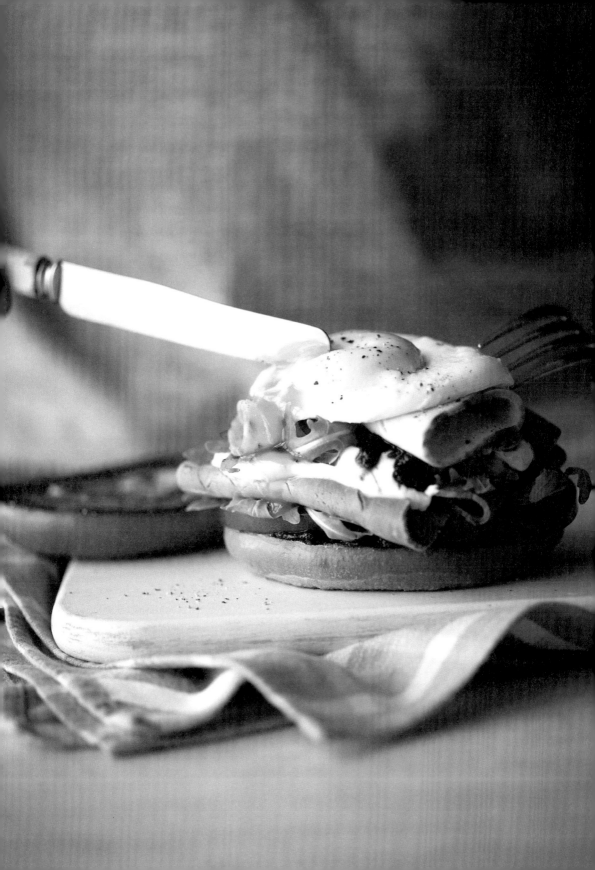

雞肉小馬鈴薯雜燴

1人份

站在那兒枯等馬鈴薯煮好？不用啦，丟進微波爐，烹調時間少一半。這道菜真的很療癒——運動後最棒的獎賞。吃完後保證滿足。

材料

200 克小馬鈴薯

½ 湯匙椰子油

200 克去皮雞胸肉 1 塊，
　切成 1 公分寬條狀

青蔥 4 根，斜切成片

75 克豌豆

雞蛋 1 個

1 茶匙煙燻紅椒粉

2 大把嫩菠菜

1 撮乾辣椒片
　（如果你喜歡吃辣）

做法

用叉子叉幾下小馬鈴薯，丟進微波爐，以900w功率加熱8分鐘。

同時，在大煎鍋裡用中大火加熱椰子油。放入雞肉，煎炒2分鐘，讓雞肉表面略微上色。加入蔥片和豌豆，翻炒1分鐘，關火。應該再等4分鐘馬鈴薯才會叮一聲，還有時間快快做一組伏地挺身——去吧！

煮沸一鍋水。將雞蛋小心打進水裡，轉成小火讓水微微冒泡即可。煮4分鐘，讓蛋黃保持流動，然後用漏勺取出，放在紙巾上吸乾水分。

等馬鈴薯煮好，用刀叉小心對半切開（因為馬鈴薯還很燙），比較大的可以切成4塊。將煎鍋的火力開大，放入馬鈴薯煎3到4分鐘，讓表面變成褐色。放入煙燻紅椒粉和菠菜，拌炒均勻，並煮軟菠菜葉。

將雜燴盛盤，上面放上水波蛋，如果準備了辣椒片，最後撒上。

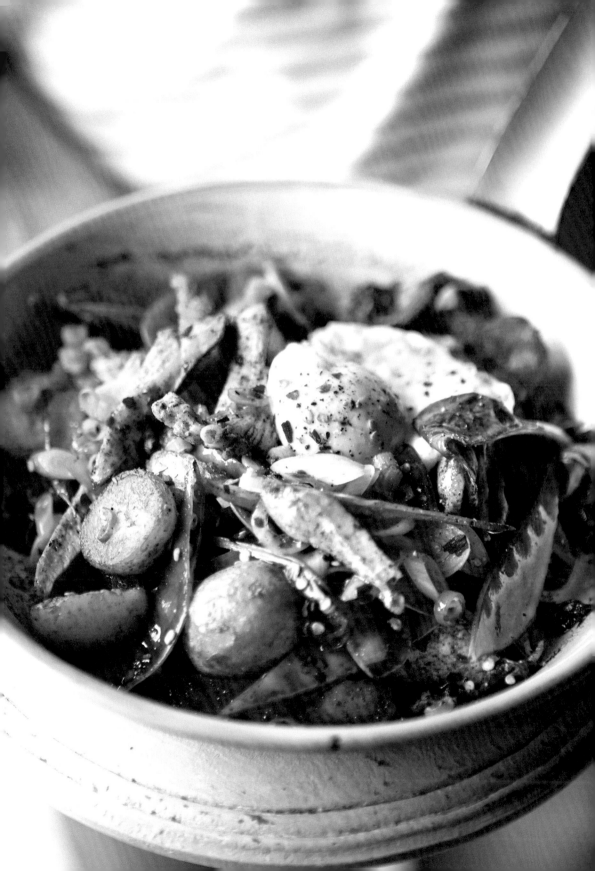

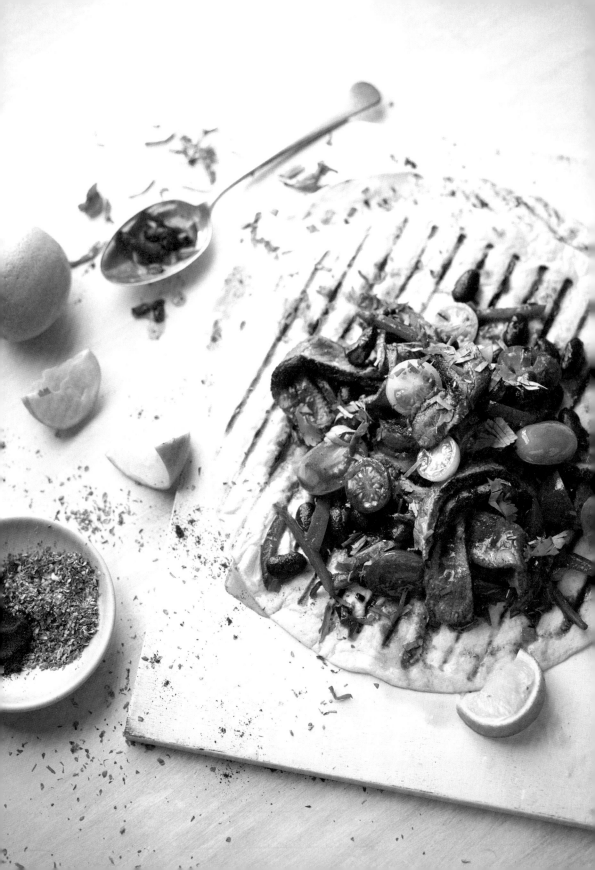

壞小子捲餅

2人份

可事先準備

材料

1 湯匙椰子油

500 克沙朗牛排，切掉外露
    的脂肪，再切成 1 公分寬
    條狀

紫洋蔥 1 個，切塊

紅色甜椒 1 個，去籽切塊

蒜頭 1 瓣，切末

1 茶匙紅椒粉

1 茶匙乾奧勒岡葉

小番茄 6 個，切開

鹽和胡椒

400 克罐頭菜豆（kidney
    bean），瀝乾並沖洗

2 大張墨西哥薄餅皮
    （tortilla）

香菜幾根，取葉片切碎

1 個萊姆，擠汁

才運動完，該補充醣類了。這道野獸般的捲餅要用兩隻手拿著吃，美味飽足，絕對能幫你補充營養，讓你滿心自豪。一下子就能做好，非常簡單，可以帶去辦公室。如果想改變口味，用雞肉取代牛肉，或用口袋餅（pita）取代捲餅。

做法

在大煎鍋裡用大火熱椰子油。放入牛排煎1-2分鐘，翻動2-3次即可。加入洋蔥、紅甜椒和蒜末，再翻炒1-2分鐘。加入紅椒粉、奧勒岡葉和番茄，用鹽和胡椒調味，再把所有材料拌勻，續煮1分鐘。倒入菜豆，煮1分鐘，讓豆子熱透即可。

將一半的成品放在一張麵皮上，撒些切碎的香菜，最後擠一點萊姆汁。捲起來就可以享用。

地瓜配肉醬

1人份

地瓜是我很喜歡的醣類食物，搭配速成的牛肉醬真的很勁爆。為了列入15分鐘越吃越精瘦食譜，我用微波爐煮熟地瓜，但你也可以選擇水煮或用烤箱烘烤。

可事先準備
（肉醬）
材料

地瓜 1 顆
2 茶匙椰子油
青蔥 3 根，切成薄片
250 克低脂（約5%）牛絞肉
1 茶匙孜然粉
1 茶匙煙燻紅椒粉
2 茶匙番茄泥
175 克罐頭菜豆，瀝乾並沖洗
100 毫升牛肉高湯
1 湯匙全脂希臘優格

做法

用叉子在地瓜上叉幾下，放入微波爐，用900w功率加熱5分鐘。在裡面靜置30秒，然後再加熱3到4分鐘。用鋁箔紙包起來放在一旁備用。

同時，在大煎鍋裡用大火加熱椰子油。放入青蔥和牛肉，翻炒4分鐘，剝開結團的絞肉。等肉變成褐色，撒上孜然粉和紅椒粉，再煮30秒，之後放入番茄泥。翻炒30秒，加入菜豆和牛肉高湯。煮沸，然後再煮1分鐘。

切開地瓜，搭配肉醬食用——放一點優格降低溫度。

★可以準備一大盤你最喜歡的蔬菜來搭配，例如菠菜、羽衣甘藍、青花菜、豌豆或四季豆。

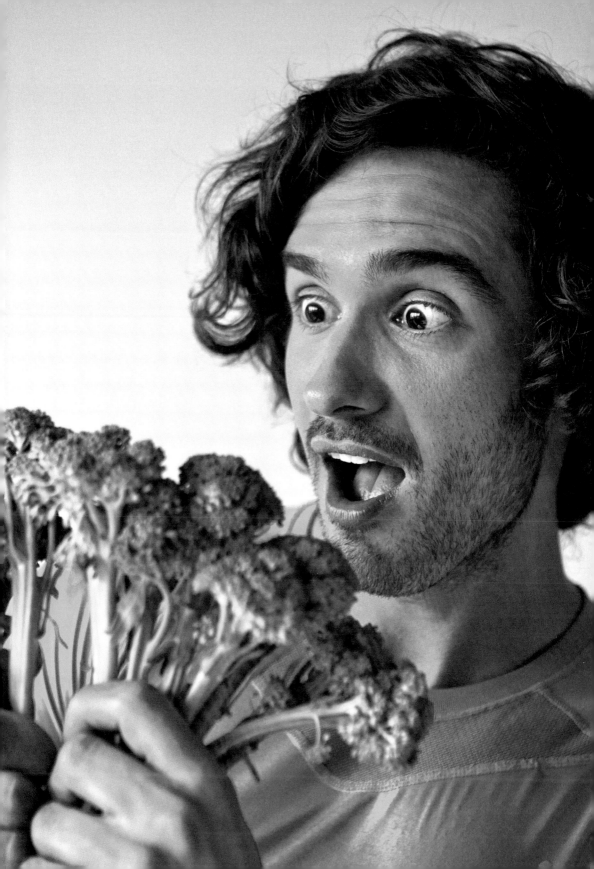

鮮蝦炒麵

1人份

這道菜簡潔極了。一個炒鍋，一點也不麻煩，又有機會丟進迷你樹。這道炒麵也很適合中午吃，多炒一份，第二天就可以帶便當去上班。

可事先準備

材料

½ 湯匙椰子油

青蔥 3 根，切片

蒜頭 1 瓣，切末

200 克新鮮蝦子，去殼

50 克豌豆，斜切成兩半

玉米筍 3 根，斜切成兩半

迷你樹（嫩莖青花菜）4 棵，
　較粗的可以縱向對切

200 克「可直接下鍋」的麵條

2 湯匙淡色醬油

1 湯匙魚露

做法

在大煎鍋裡用中大火加熱椰子油。放入蔥片和蒜頭，翻炒1分鐘。加入鮮蝦，再炒1分鐘。

放入豌豆、玉米筍和迷你樹，加大約2湯匙的水。將水煮沸，用蒸氣煮熟蔬菜。將麵條下鍋時，順便用手指撥開黏住的地方。把麵條跟其他材料拌勻，翻炒約1分鐘，讓麵條均勻加熱變軟。

關火，倒入醬油跟魚露，最後再攪拌一下，就可盛盤享用。

★喬的祕招

如果要準備無麩質的餐點，把醬油換成鼓油，用米粉取代即食麵條。

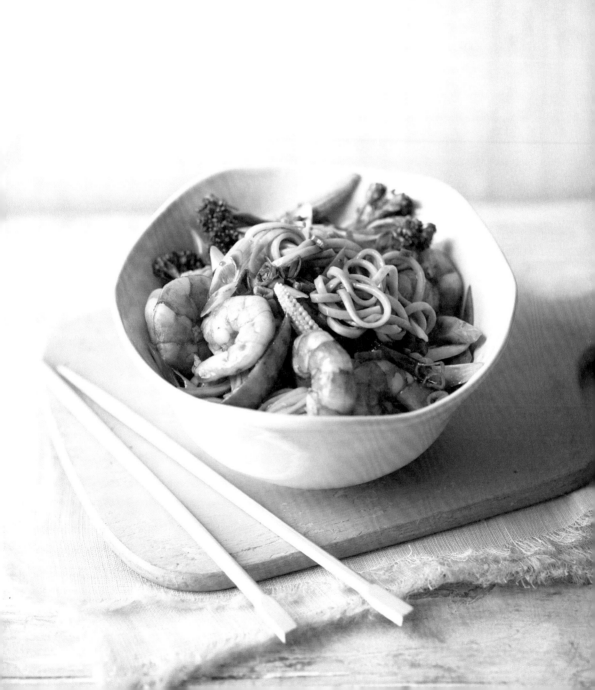

速速好咖哩炒飯

1人份

好想吃咖哩，要去印度餐廳吃油膩膩的咖哩嗎？且慢，試試這道菜吧。少油、美味、比去餐廳方便多了。用豬肉塊或火雞一樣美味。

可事先準備

材料

1 湯匙椰子油
小的紫洋蔥 1 個，切大丁
蒜頭 1 瓣，切碎
薑段 2 公分，切碎
250 克去皮雞胸肉，
　切成 1 公分寬條狀
半個甜椒，去籽切條
1 湯匙淡味咖哩粉
250 克煮熟的印度香米
1 大把嫩菠菜
1 個萊姆，擠汁

做法

在炒鍋或大煎鍋裡用中大火加熱椰子油。放入洋蔥，翻炒1分鐘，然後加入薑蒜，再炒1分鐘。放入雞肉、甜椒和一半的咖哩粉，翻炒2分鐘。

將米飯放進鍋裡，同時把米飯撥散，再倒入2湯匙水。翻炒2分鐘，讓米飯均勻受熱，雞肉也完全煮熟。用刀尖插入最大塊的雞肉，確認裡面完全熟透，沒有留下粉紅色的地方。

加入剩餘的咖哩粉及菠菜，攪拌到菠菜葉變軟，咖哩粉分布均勻。

美味的咖哩炒飯裝盤，擠上萊姆汁。

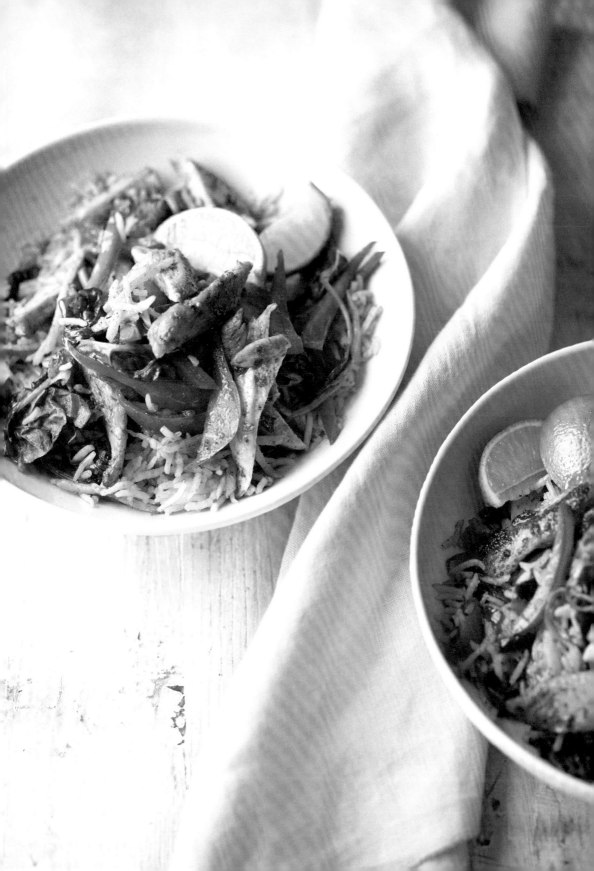

健體教練總匯三明治

1人份

健體教練總匯三明治太美了！我遵照傳統，使用火雞肉跟火腿，但你可以隨性變化。要是四層三明治對你來說分量太大，減掉一層，加一把地瓜條來搭配（請看祕招）。

可事先準備

材料

雞蛋 2 個

鹽和胡椒

厚片麵包 4 片

大番茄 1 個，切片

半個萵苣的葉片

300 克肉片——
　我個人喜歡火雞和火腿

大尺寸醃黃瓜 1 條，裝飾用
　（可加可不加）

做法

煮沸一鍋水，輕輕放入雞蛋，煮6分鐘。撈起後在冷水下沖洗，讓溫度降低到可以用手處理，再把蛋殼剝掉。把雞蛋放進碗裡，用鹽和胡椒調味，再用叉背弄碎。

烤麵包，等麵包烤好，就可以組合三明治：把4片麵包攤開來，每片都抹上壓碎的雞蛋，再把番茄、生菜和肉片平均分配在3片麵包上。把這3片麵包疊起來，再蓋上最後那一塊。

切成三角形，搭配醃黃瓜更添滋味。

★喬的祕招

把一個大地瓜縱切成8塊來製作地瓜條。將地瓜條用900w功率微波4分鐘，再靜置1分鐘。加熱一湯匙椰子油，把微波過的地瓜條煎至金黃酥脆。在紙巾上吸乾油分，用鹽調味。

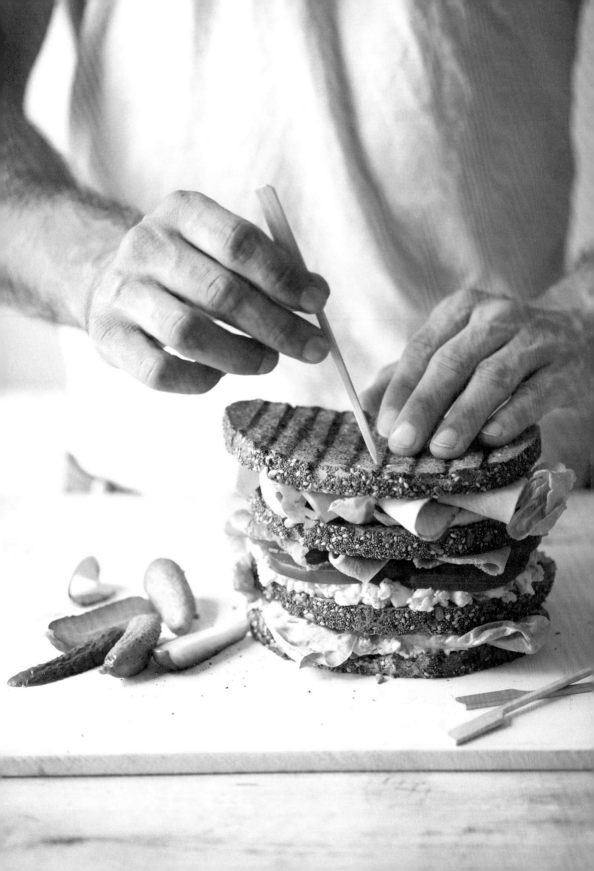

泰式牛肉炒麵

1 人份

製作快速，風味鮮明，這道菜會變成你的最愛。我猜只要你試了第一次，就想每個禮拜都吃一次。要是吃膩了雞蛋麵，可以換成其他可以直接下鍋的麵條，如果要避開麩質，可以改用米粉。

可事先準備

材料

½ 湯匙椰子油

八角 2 顆

朝天椒 1 根，細細切碎
（怕辣可以去籽）

蒜頭 2 瓣，切末

青蔥 3 根，切成蔥花

香茅 1 根，取白色的嫩莖，
切薄片

250 克沙朗牛排 1 塊，去掉
外露的脂肪，切成 1 公分
寬條狀

240 克生的雞蛋麵（或油麵）

2 茶匙魚露

香菜數根，取葉片切碎

1 個萊姆，擠汁

做法

在大煎鍋裡用大火加熱椰子油。放入八角，爆香30秒，然後取出。加入辣椒、蒜末、蔥花和香茅，翻炒1分鐘。

放入牛排，翻炒1到2分鐘，煮至幾乎全熟。

麵條下鍋，加兩湯匙的水——用蒸氣把麵條分開，同時加熱。將所有材料拌在一起，等你滿意牛肉的熟度，麵條也加熱均勻後，就可以了。

關火，加入魚露、香菜和萊姆汁，便可以上桌。

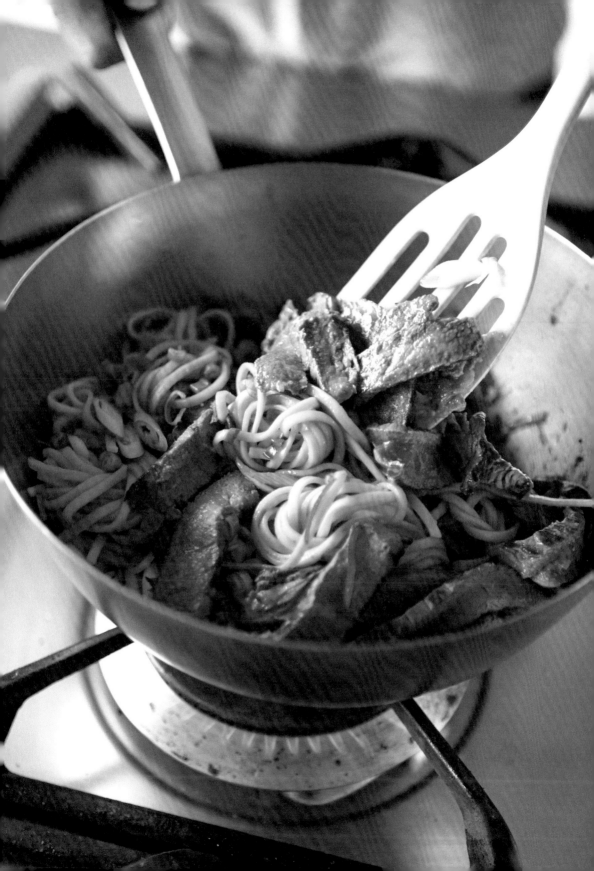

越式豬肉三明治

1人份

這道越南名點使用豬里肌，脂肪含量低，富含蛋白質，而且價格便宜。

可事先準備
材料

½ 湯匙椰子油

半個紫洋蔥，切成薄片

300 克豬里肌，切成 1 公分
　　寬條狀

紅辣椒 1 根，切片
　　（怕辣可以去籽）

3 茶匙魚露

2 個萊姆，擠汁

2 茶匙蜂蜜

2 茶匙芝麻油

半條法國麵包

1 湯匙墨西哥辣椒醬

1 顆小寶石萵苣，拆下葉片

¼ 條小黃瓜，切條

薄荷葉和香菜葉，最後裝飾用

做法

在炒鍋或煎鍋裡用中大火加熱椰子油。放入洋蔥炒2分鐘，炒到洋蔥變軟。轉成大火，放入豬肉和辣椒，翻炒2到3分鐘，把豬肉炒熟。用刀尖插入最大塊的豬肉，確認裡面已經全熟。關火，倒入魚露、萊姆汁和芝麻油。把所有材料拌勻。

法國麵包縱切成兩半，均勻塗上墨西哥辣椒醬。現在來組合三明治，把生菜放在半塊麵包上，再放上豬肉、黃瓜和新鮮香草葉。另一半法國麵包蓋在上面，就可以享用。

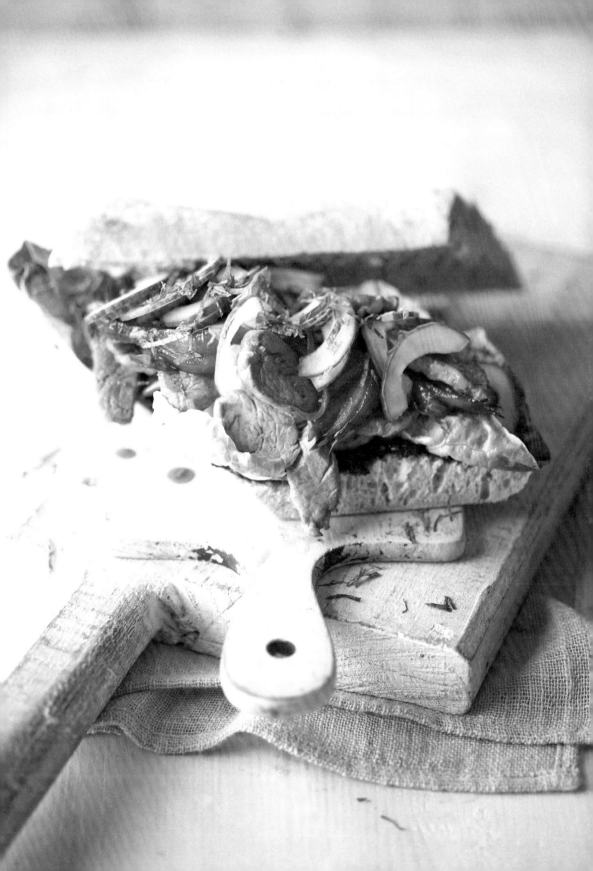

菠菜馬鈴薯雞肉咖哩

馬鈴薯也可以滋味十足。這道源自印度的餐點美味無比，也不像外面餐廳賣的印度菜那麼油膩高熱量。

1人份

可事先準備
材料

250 克小馬鈴薯

½ 湯匙椰子油

青蔥 4 根，斜切成薄片

蒜頭 2 瓣，切末

薑段 2 公分，切末

1 湯匙印度綜合香料

240 克去皮雞胸肉 1 片，
　切成 1 公分寬條狀

鹽和胡椒

2 大把嫩菠菜

香菜數根，取葉片略切

少許檸檬汁

做法

用叉子叉一下馬鈴薯。放進可以微波的碗裡，灑一點水，用900w的功率微波2分半鐘，靜置30秒，然後切成兩半（要小心馬鈴薯很燙）。

在炒鍋或大煎鍋裡用中大火加熱椰子油。放入青蔥和薑蒜，翻炒1分鐘。倒入馬鈴薯，混合均勻。撒上印度綜合香料，炒30秒——小心別讓香料黏在鍋底。快速加入雞肉和兩湯匙水，以便煮熟雞肉，防止香料燒焦。用鹽和胡椒調味，翻炒3-4分鐘，這時雞肉應該煮熟了。用刀尖插入最大塊的雞肉，確認全熟了。

加入菠菜，攪拌至葉片變軟——菠菜絕對不嫌多！關火，撒上香菜，擠一點檸檬汁，完成了。

火雞雪蓮子口袋餅

這道菜的風味讓我想起中東蔬菜球（falafel）。如果找不到雪蓮子，可以改用白腰豆或皇帝豆。

喜歡的話，可以不用口袋餅，墨西哥薄餅也不錯！

可事先準備

材料

200 克罐裝雪蓮子（鷹嘴豆），瀝乾後用水沖洗

½ 湯匙椰子油

紫洋蔥半個，切丁

蒜頭 1 瓣，切末

250 克 火雞絞肉

2 茶匙孜然粉

1 茶匙煙燻紅椒粉

鹽和胡椒

胡蘿蔔 1 條，刨絲

紅辣椒 1 根，細細切碎（怕辣可以去籽）

香菜數根，取葉片切碎

少許檸檬汁

口袋餅 2 張，搭配食用

做法

將一鍋水煮沸，加入雪蓮子燉煮5分鐘。用篩網或濾器瀝乾，然後用冷水沖洗。

同時在大煎鍋裡用大火加熱椰子油。放入洋蔥和蒜頭炒1分鐘，再加入火雞絞肉，翻炒2分鐘，把結團的地方分開。撒上孜然粉和紅椒粉，炒30秒，這時火雞絞肉應該熟了。用鹽和胡椒調味，拌入胡蘿蔔絲、辣椒和雪蓮子，用鍋鏟壓扁一些雪蓮子。

火雞絞肉煮熟，雪蓮子也均勻受熱後，關火，拌入切碎的香菜葉，好好擠些檸檬汁上去。勺入口袋餅中包著吃。

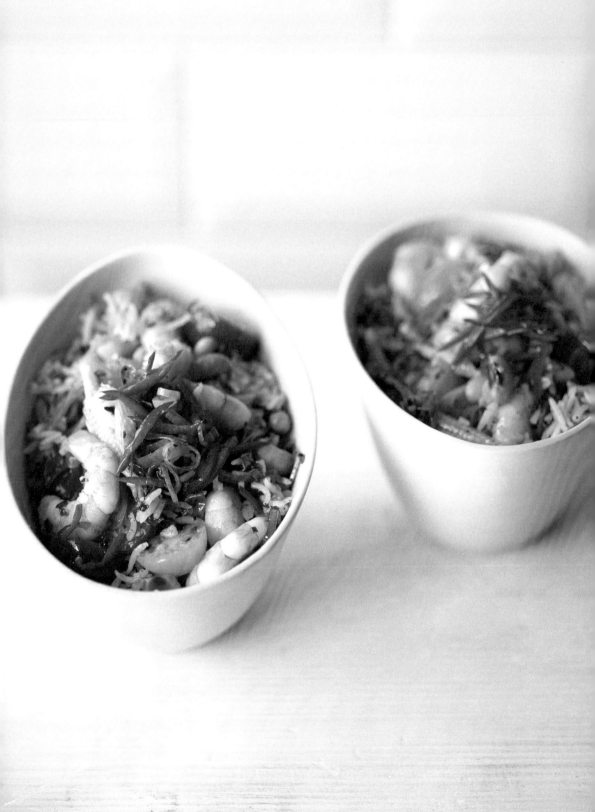

蒜香鮮蝦佐葡式香辣豆飯

1人份

我愛死了葡式香辣調味料，算是我最喜歡的一種調味料，配什麼都好吃。眉豆有豐富的蛋白質。這道菜很適合分量加倍，隔天午餐或晚餐也可以享用。

可事先準備
材料

1 湯匙椰子油

青蔥 2 根，切段

紅辣椒 1 根，切塊
（怕辣可以去籽）

玉米筍 6 根，對半切開

小番茄 4 個，對半切開

2 湯匙葡式香辣調味料
（piri piri）

100 克罐裝眉豆，瀝乾後用
水沖洗

150 克白飯

1 大把嫩菠菜

蒜頭1瓣，切碎

鮮蝦 12 隻（約200克），
剝殼

少許檸檬汁

做法

在炒鍋或大煎鍋裡用大火加熱一半的椰子油。加入蔥段、辣椒、玉米筍和番茄，翻炒約1分鐘。加入葡式香辣調味料，再炒30秒，加入眉豆和兩湯匙水。放入米飯，把結團的地方弄散，翻炒約2分鐘。加入菠菜，翻兩下讓菜葉變軟。將米飯和蔬菜盛盤，用紙巾擦乾淨炒鍋。

將鍋子放回爐子上，用大火加熱剩下的椰子油。等油熱了，放入蒜頭和蝦子，煮1分鐘，不時翻動，讓蝦子變成粉紅色，完全煮熟。

將蒜香鮮蝦放在飯上，擠一點檸檬汁，就可大快朵頤。

星洲炒麵

1人份

運動完覺得狂餓無比，好想吃東西，好想馬上吃到。這時就來份星洲炒麵吧。組合看似奇怪，但雞肉、咖哩粉和蝦子絕對能奪得你心。如果不喜歡這樣的組合，光用雞肉或蝦子也可以——你會需要250克雞肉，或200克蝦子。

可事先準備

材料

1 湯匙椰子油

150 克去皮雞胸肉，
　　切成 1 公分寬條狀

1 湯匙淡味咖哩粉

蝦子 8 隻，剝殼

青蔥 2 根，切段

紅辣椒 1 根，切塊
　　（怕辣可以去籽）

蒜頭 1 瓣，切碎

50 克豌豆，對半切開

玉米筍 6 根，對半切開

200 克生雞蛋麵

鹽和胡椒

1 個萊姆，擠汁

香菜數根，取葉片切碎

做法

在炒鍋或大煎鍋裡用大火熱油。放入雞肉翻炒1分鐘。等雞肉變成白色，撒上一半的咖哩粉，翻動雞肉讓咖哩粉均勻裹上。

蝦子下鍋，丟進其他材料。放入蔥段、蒜頭、豌豆和玉米筍，翻炒2分鐘，煮至蝦子變成粉紅色，雞肉也完全煮熟。用刀尖檢查最大塊的雞肉，確認肉完全變白，沒留下粉紅色的地方。

放入麵條和兩湯匙的水——把黏在鍋底的材料洗起來，防止麵條黏成一團。

撒上剩下的咖哩粉，用鹽和胡椒調味。攪拌均勻，再把麵條盛盤，淋上萊姆汁，再用香菜葉點綴。

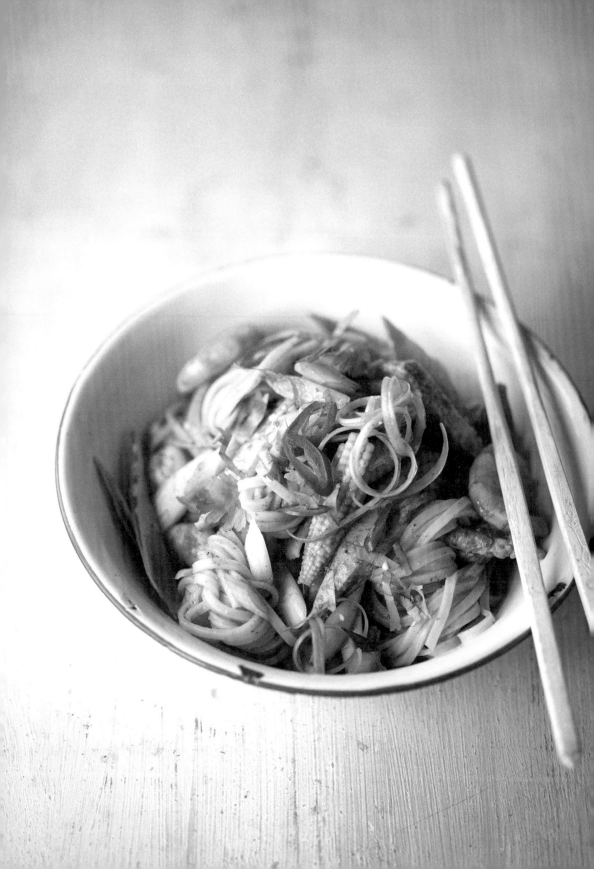

給我飽漢堡與地瓜條

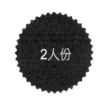

2人份

很抱歉，我的食譜書裡一定有至少兩道健康漢堡。吃漢堡我就開心，這道給我飽保證讓你滿意。霸氣疊高高，就做好了！

材料

2 條大地瓜，切成條狀
600 克低脂（約 5% 脂肪）牛絞肉
小的紫洋蔥 1 個，切碎
蒜頭 1 瓣，切末
鹽和胡椒
1 湯匙椰子油
2 茶匙墨西哥辣椒醬
2 湯匙法式酸奶油
漢堡包 2 個
番茄 1 個，切片
醃黃瓜 2 條，切片
生菜，搭配食用

做法

將烤架用最高溫預熱。

把地瓜條丟進微波爐，以900w加熱7分鐘，然後放置30秒。

地瓜條在微波爐裡轉圈時，混合牛絞肉及洋蔥末和蒜末——雙手插進去，把材料揉在一起，用鹽和胡椒調味。把絞肉捏成2大塊漢堡肉，約厚2公分。放到烤盤上，一面炙烤5分鐘。

在大煎鍋裡用大火加熱椰子油。放入地瓜條，一面煎約3分鐘，煎到外面金黃。放在紙巾上瀝乾，再用一大撮鹽調味。

在小碗內混和墨西哥辣椒醬和法式酸奶油。

漢堡包對半切開，開始組合漢堡：先從牛肉開始，然後放上番茄、醃黃瓜、生菜和混合好的墨西哥辣椒醬加法式酸奶油，再把另一半麵包疊上去。搭配地瓜條上桌，吃之前別忘了喊一聲「給我飽！」（#BurgerMe）。

鮮蝦櫛瓜扁豆咖哩

1人份

可事先準備
適合冷凍保存
材料

½ 湯匙椰子油
小的紫洋蔥 1 個，切丁
櫛瓜 1 條，切丁
紅辣椒 1 根，切片
（可加可不加）
1 湯匙咖哩醬——我喜歡
　Patak這個牌子的
　香料羊肉（rogan josh）或
　洋蔥香料（bhuna）
200 克罐頭番茄塊
200 克鮮蝦，剝殼
100 克煮熟的普伊扁豆
200 克煮熟的印度香米
香菜數根，取葉片切碎

大家都以為煮咖哩很費時，但有些做起來跟閃電一樣快！
你可以用雞肉取代蝦子；黑線鱈也不錯。如果真的要混
搭，把櫛瓜換成茄子也行，但是要煮久一點。用現成的咖
哩醬也沒關係——救急的時候很好用！

做法

在炒鍋或大煎鍋裡用中大火加熱椰子油。放入洋蔥跟櫛
瓜——如果準備了辣椒，也在這時加入——翻炒至蔬菜變
軟。

放入咖哩醬，翻炒30秒，再倒入番茄塊。煮沸，加入
蝦子和扁豆。煮約1分鐘，讓扁豆均勻受熱，蝦子也熟
透——變成漂亮的粉紅色就可以了。

同時，用微波爐加熱白飯。

將香菜拌入咖哩，搭配白飯食用。

無敵鴨肉炒麵

1人份

偶爾要換換餐桌上的家禽類。這道鴨肉炒麵簡單快速，可以變化平日常吃的雞肉或火雞。五香粉跟海鮮醬會爆發出絕佳風味。

可事先準備

材料

½ 湯匙椰子油

240 克鴨胸肉 1 片，去皮，切成 1 公分寬條狀

½ 茶匙五香粉

青蔥 3 根，切片

蒜頭 1 瓣，切薄片

100 克迷你樹（嫩莖青花菜），較粗的梗縱切開

250 克生雞蛋麵

2 湯匙海鮮醬

¼ 條小黃瓜，切條

做法

在炒鍋或大煎鍋裡用中大火熱椰子油。放入鴨肉，煎煮 2 分鐘。外表幾乎都煎成褐色後，把火轉到最大，放入五香粉、蔥片、蒜末和迷你樹，再加入兩湯匙水——水會製造蒸氣，煮熟鍋裡的材料。翻炒約 3 分鐘，放入雞蛋麵，煮到麵條均勻受熱。

關火，倒入海鮮醬。把所有材料拌勻，盛盤，上面擺上小黃瓜。

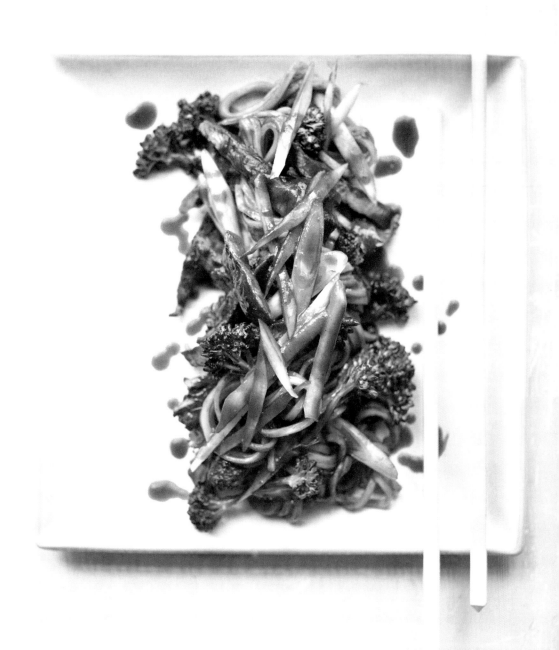

喬的瘦瘦堡

2 人份

材料

400 克火雞絞肉
3 茶匙魚露
香菜數根，取葉片切碎
2 茶匙芝麻油
青蔥 4 根，切成蔥花
鹽和胡椒
漢堡包 2 個
2 湯匙全脂希臘優格
3 茶匙墨西哥辣椒醬
番茄片和生菜，搭配食用

又是漢堡？好罪惡啊，不過我說了，我就喜歡漢堡嘛。而且，別等到耶誕節再吃火雞——這道超級精瘦的英雄漢堡結合了許多美味食材，會讓你大感滿足。

做法

把烤架用最高溫預熱。

火雞絞肉、魚露、香菜、芝麻油和蔥花一口氣丟進大碗裡。用鹽和胡椒調味，然後用手把材料混合均勻。多揉幾下，漢堡在烹調時就不容易散開。把絞肉分成兩份，揉成肉排的模樣。

把肉排放在烤盤上，一面烤 5 分鐘，烤到裡面全熟。用刀尖插入肉排，確認裡面未留下粉紅色的生肉。

同時，把漢堡包切成兩半。混合優格與墨西哥辣椒醬，塗在漢堡上。

肉排烤好後，從烤架下取出，放上漢堡包，組合出夢幻的漢堡，疊上番茄和生菜——疊越高越好。

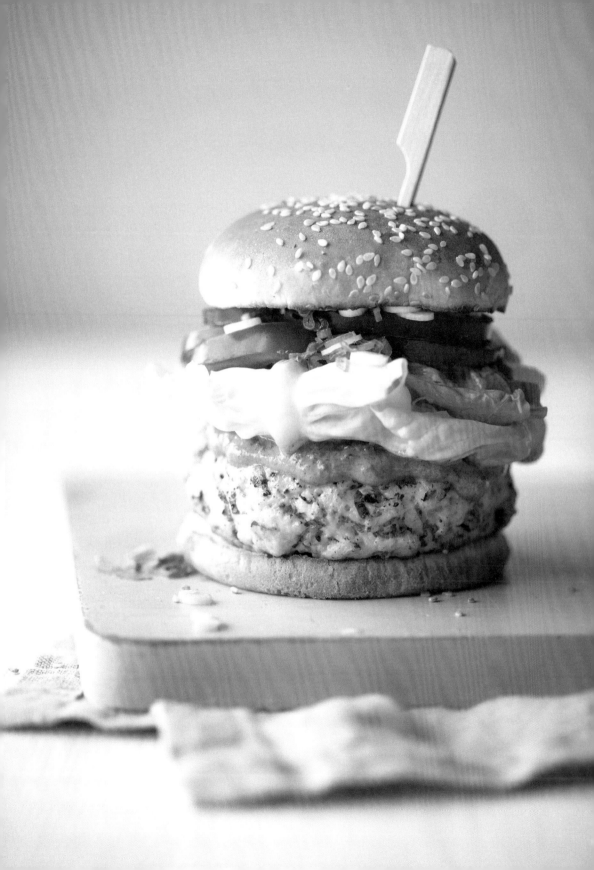

大膽雞肉炒飯

覺得很懶惰，不想在廚房裡東弄西弄？我懂這種感覺，如果你也一樣，這道炒飯只需要一個鍋子，一點也不麻煩，動手吧。家裡很適合存點已經煮好的米飯，馬上就能備好一餐──因為要下鍋炒，也不需要進微波爐。所有的蔬菜都很適合炒飯，順便清清冰箱吧。隔天當午餐也不錯，不妨大膽準備兩倍的份量。#Guilty

可事先準備

材料

1 湯匙椰子油

蒜頭 1 瓣，切末

薑段 1 公分，切末

240 克去皮雞胸肉 1 片，
　　切成 1 公分寬條狀

青蔥 2 根，切段

胡蘿蔔 1 根，切成小丁

40 克冷凍青豆

50 克玉米筍，切塊

250 克已煮熟的印度香米

1 湯匙淡色醬油

2 茶匙芝麻油

紅辣椒半根，細細切碎
　　（可加可不加）

做法

在炒鍋或大煎鍋裡用大火加熱椰子油。放入薑蒜，翻炒30秒。

放入雞肉，翻炒2分鐘，讓外表略微上色。蔥段、胡蘿蔔、青豆和玉米筍下鍋，翻炒 2-3 分鐘，把蔬菜和雞肉都炒熟。檢查最大塊的雞肉裡面是否還有粉紅色，要煮到全熟。

倒入米飯，加1湯匙水，翻炒約1分鐘，讓米飯均勻受熱。

關火，倒入醬油和芝麻油。撒些辣椒更添滋味。

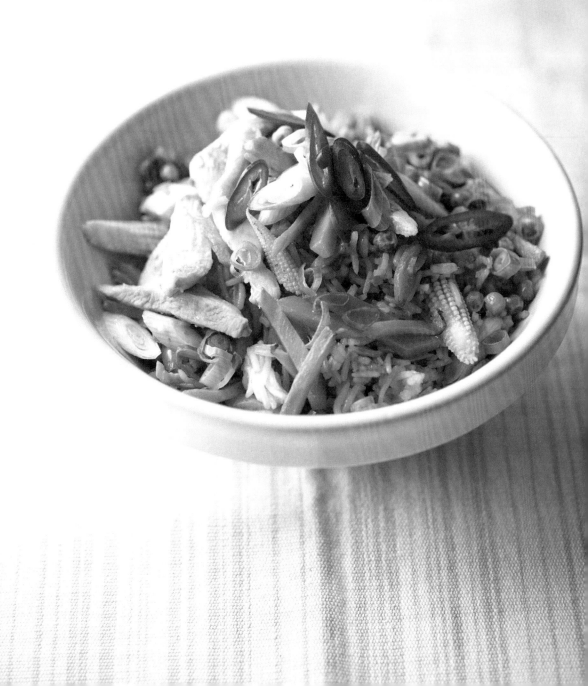

喬的爆汁肉丸義大利麵

沒錯，你沒看錯，義大利麵！別怕——義大利麵下肚還是能減脂。消滅掉盤子上的小山，你會覺得自己好厲害。新鮮的義大利麵一下子就能煮熟，用乾的也可以。如果找不到火雞肉丸，可以用豬肉或牛肉取代。

2人份

可事先準備

適合冷凍保存

（肉丸，義大利麵不要冷凍）

材料

1 湯匙椰子油

小的紫洋蔥 1 個，切丁

蒜頭 2 瓣，切末

新鮮的百里香 2 根

400 克番茄塊

12 個（約 400克）現成的火
　　雞肉丸（或參考第 93 頁
　　自製）

2 大把嫩菠菜

鹽和胡椒

400 克新鮮義大利寬麵
　　（tagliatelle）

羅勒幾根，取葉片切碎

做法

先煮沸一大鍋水，以便煮義大利麵。

在大煎鍋或另一個大湯鍋裡用中大火加熱椰子油。放入洋蔥、蒜末和百里香翻炒 2 分鐘，炒到洋蔥開始變軟。倒入番茄，煮沸。將肉丸小心放入醬汁裡，然後轉成小火，把鍋蓋蓋上。如果找不到適合的鍋蓋，大盤子或烤盤也可以拿來用。小火燉煮肉丸約 6 分鐘，直到煮熟為止。用刀尖插入肉丸，確認裡面全熟了。放入菠菜，煮至菜葉變軟。用鹽和胡椒調味，然後關火。

將義大利麵放進沸水裡，煮約 2 分鐘。瀝乾，倒回鍋裡。勻入一半的肉丸跟醬汁，與義大利麵攪拌均勻。把義大利麵分成兩盤，再舀上剩餘的番茄醬和肉丸，最後用羅勒葉裝飾。

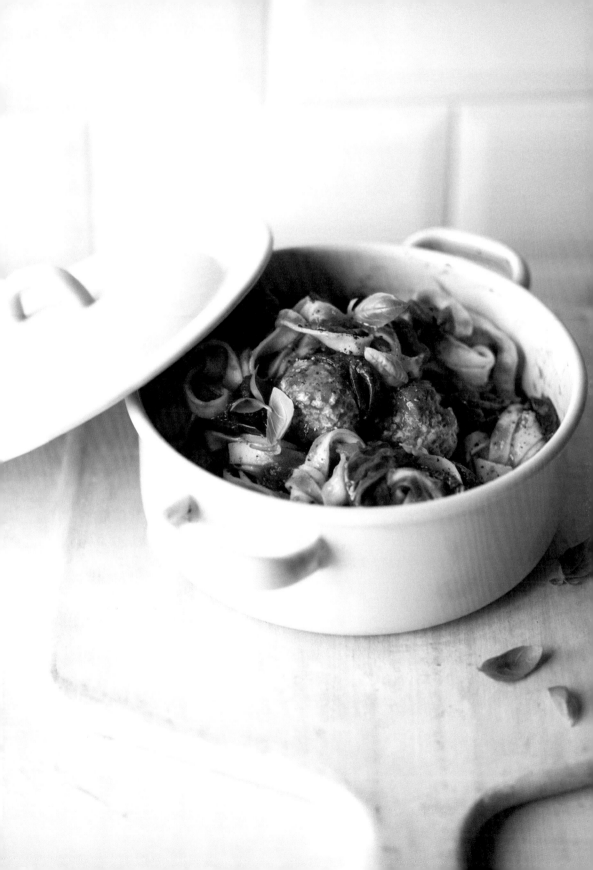

燻魚香料飯

1人份

這道燻魚香料飯（kedgeree）#weirdwordalert美味無比。運動後吃可以幫身體補充燃料，同時滿足你的味蕾。

可事先準備
適合冷凍保存
材料

½ 湯匙椰子油

青蔥 2 根，切成蔥花

275 克煙燻黑線鱈，去皮，
　　切成小塊

櫛瓜 1 條，切成 2 公分小丁

100 克冷凍青豆

1 湯匙淡味咖哩粉

雞蛋 1 個

250 克已煮熟的印度香米

100 毫升脫脂奶

一大把嫩菠菜

紅辣椒 1 根，細細切碎
　　（怕辣可以去籽）

做法

煮沸一鍋水，以便煮蛋。

在大煎鍋裡用中大火加熱椰子油。放入蔥花、燻魚和櫛瓜，翻炒2-3分鐘。拌入青豆，煮至解凍，撒上咖哩粉，再煮1分鐘。

這時可以把雞蛋小心打進沸水裡。煮約4分鐘，讓蛋黃保持流動，然後用漏勺取出，放在紙巾上瀝乾。

還在煮蛋時，把米飯放進煎鍋，用鍋鏟分開結團的地方，翻炒1-2分鐘。倒入脫脂奶攪一攪，煮沸後再煮30秒。放入菠菜葉攪拌，直到葉片變軟。

將香料飯堆在盤子上，再擺上水波蛋，撒上碎辣椒，就可以上桌了。

義大利馬鈴薯餃佐肉腸醬

2人份

這道簡單的義大利餐點保證美味。馬鈴薯餃一下子就煮好了，肉腸則風味十足，所以這道菜簡單又好吃。

可事先準備
適合冷凍保存
材料

1 湯匙橄欖油
紫洋蔥 1 個，切丁
蒜頭 1 瓣，切碎
新鮮迷迭香1枝
6 條肉腸
1 湯匙巴薩米可醋
400 克番茄塊
300 克新鮮義大利馬鈴薯餃
　（gnocchi）
羅勒幾根，取葉片隨意切碎

做法

煮沸一大鍋水，以便煮馬鈴薯餃。

在煎鍋裡用中大火加熱橄欖油。放入洋蔥、蒜頭和迷迭香爆香，偶爾翻一下，煮2到3分鐘。

一次拿一根肉腸，分成3段，用力將第一段的肉從腸衣裡擠出來——腸衣末端會冒出一顆小球。一根肉腸可以擠成3顆肉丸，所以最後有18顆。擠空的腸衣棄置不用。

把肉丸放入煎鍋，在鍋裡輕推以便沾上油、洋蔥和蒜頭。轉成大火，倒入巴薩米可醋，收乾汁液。倒入番茄，煮沸後再煮5到6分鐘。

同時，把馬鈴薯餃放進沸水裡，煮約2分鐘，或按照包裝上指示煮好，接著瀝乾。

檢查肉丸是否煮透 ——用刀尖插入肉丸看看裡面的顏色——把馬鈴薯餃分成兩份，淋上肉丸醬，最後用羅勒葉裝飾。

鱸魚沙米義大利麵

1人份

材料

80 克乾燥義大利麵

½ 湯匙橄欖油

125 克鱸魚片 2 片，不去皮
鹽和胡椒

80 克迷你樹（嫩莖青花菜），
較粗的梗切成兩半

80 克羽衣甘藍，切掉粗梗

小番茄 6 個

紅辣椒半根，切碎
（怕辣可以去籽）

看過我的 Instagram，你或許已經發現，我喜歡幫食物取名字——鱸魚沙米是不是很適合呢？這道菜簡單得要命，而且，趁機清一下冰箱裡剩餘的蔬菜吧。把青花菜丟進鍋裡的時候別忘了喊一聲：「迷你樹炸彈來啦！」

做法

煮沸一大鍋加了鹽的水。放入義大利麵，烹煮時間要比包裝上寫的少 2 分鐘。

同時，在煎鍋裡用中火熱油。在鱸魚上撒些鹽和胡椒，等油熱了，魚皮朝下，把魚片小心放進鍋裡，煎 2-3 分鐘。翻過來，關火，用餘溫繼續煎 2 分鐘。小心取出魚片，剝下魚皮並丟棄。

現在義大利麵應該快煮好了。把蔬菜丟進去，跟義大利麵同煮 2 分鐘。番茄可能會裂開，不過別擔心。將義大利麵和蔬菜倒入濾器裡瀝乾。

把煎魚的鍋子放回爐子上，開中大火。倒入義大利麵和蔬菜，用鹽和胡椒調味，把所有的東西拌煮 1 分鐘——最後稍微炒一下，可以更入味。

把義大利麵和蔬菜放入淺碗，把魚肉剝成大塊放在麵上，再放上辣椒片。

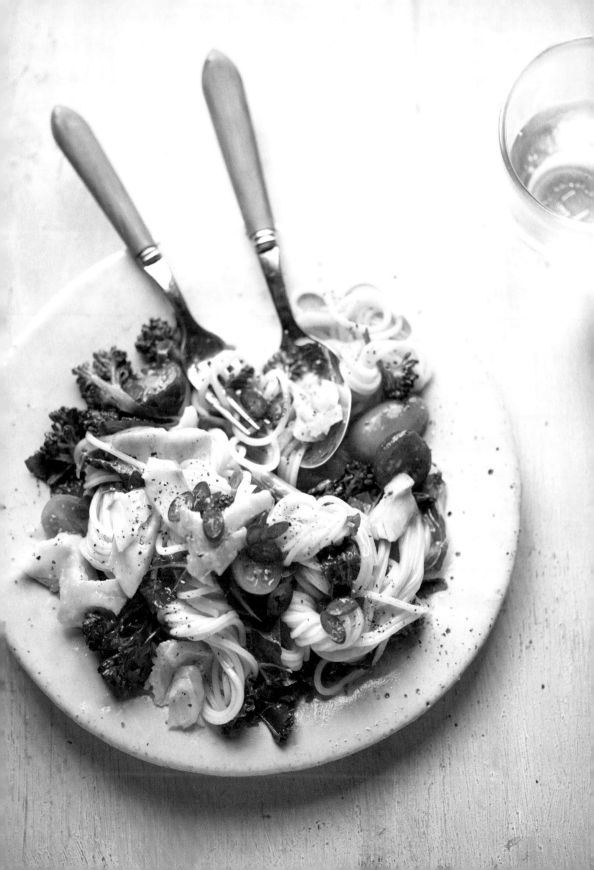

雞肉炒蔬菜佐藜麥

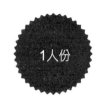

1人份

以前大家都不太熟悉藜麥這種健康食品,現在到處都看得到,要是能買到已經煮好的,可以省下烹煮的20分鐘。藜麥的蛋白質含量很高,因此這道菜可以幫你鍛鍊出精實的肌肉。

可事先準備
材料

½ 湯匙椰子油

青蔥 3 根,切成蔥花

紅色甜椒半個,去籽切小丁

櫛瓜半條,切丁

240 克去皮雞胸肉1片,
　　切成 1 公分寬條狀

2 茶匙煙燻紅椒粉

鹽和胡椒

225 克已煮熟的藜麥

25 克菲達乳酪,剝成小塊

巴西利數根,取葉片切碎
　　(可加可不加)

少許檸檬汁

做法

在炒鍋或大煎鍋裡用中大火加熱椰子油。放入蔥花、甜椒和櫛瓜,翻炒2-3分鐘,炒至蔬菜開始變軟。

轉成大火,放入雞肉,撒上紅椒粉及少許鹽和胡椒。再炒3到4分鐘,把雞肉煮熟。用刀尖切開比較大塊的雞肉,檢查裡面是否全部變成白色。

拌入藜麥,再炒1分鐘,讓藜麥均勻受熱。

將雞肉蔬菜和藜麥盛盤,放上菲達乳酪,若準備了巴西利,也在此時放上,最後淋一點檸檬汁。

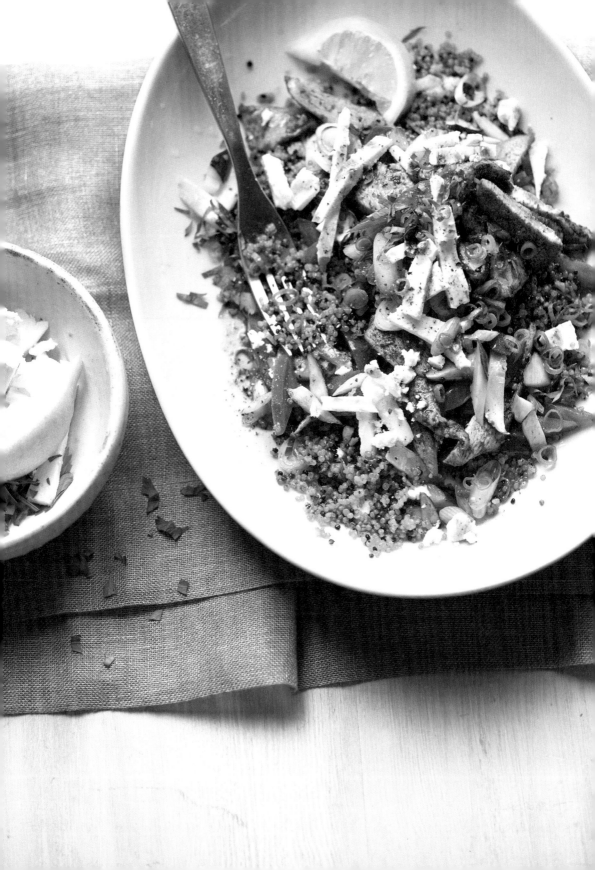

速成墨西哥薄餅披薩

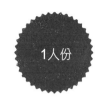

1人份

愛披薩的人別錯過這一道。或許效果跟塞了乳酪的餅皮不一樣，但更便宜、更快速，也更不容易讓人發胖。你可以挑選喜歡的餡料，製作心目中的夢幻披薩。

可事先準備

材料

4 大把嫩菠菜

大尺寸墨西哥薄餅 2 塊

200 克罐頭番茄塊

200 克罐頭腰豆，沖洗後瀝乾

½ 茶匙乾奧勒岡葉

黑橄欖 8 個，去核對半切開

250 克精緻切片熟肉——
　　我喜歡火腿或冷的烤雞

2 顆大尺寸雞蛋

鹽和胡椒

搭配食用的蔬菜沙拉
　　（視個人喜好選擇）

做法

燒一壺水，把烤箱預熱到攝氏230度。

把菠菜倒入夠大的濾器裡，將沸水倒在上面，讓菜葉軟化。立即用冷水沖洗菠菜降溫，然後用手把水分儘量擠乾。

把墨西哥薄餅放在不沾材質的烤盤上。混合番茄、腰豆和奧勒岡葉，然後鋪在餅皮上。把軟化的菠菜葉分成兩份，也放到餅皮上，再放上橄欖和肉片。在餡料中間弄一個凹處，把蛋打進去。用鹽和胡椒調味披薩，然後放進預熱好的烤箱裡，烤12分鐘，烤到邊緣略焦，蛋白也已凝固。

把披薩放到板子上，搭配份量十足的沙拉。開動吧。

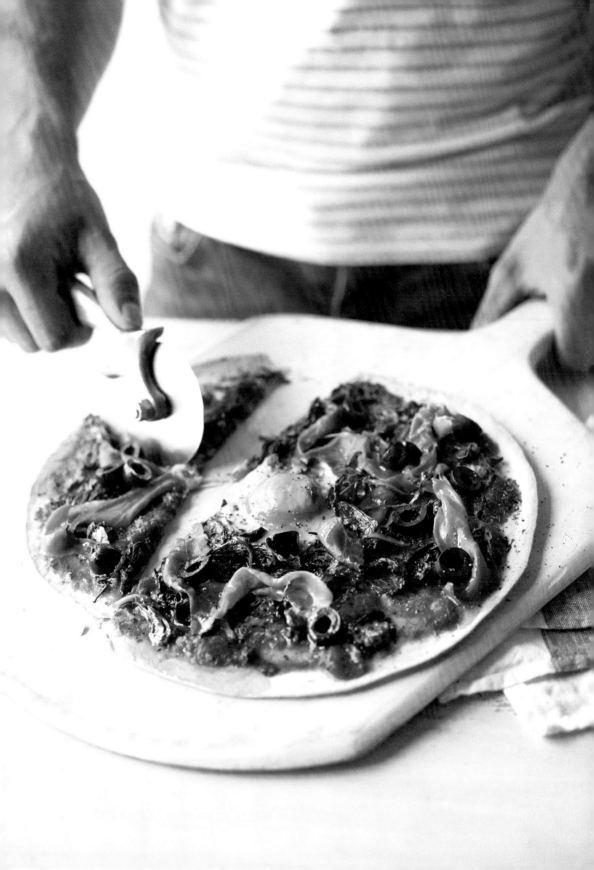

火雞佐香料茄子和雪蓮子

2人份

可事先準備

適合冷凍保存

（燉好的茄子和雪蓮子可冷
　凍，不要冷凍火雞）

材料

1 湯匙椰子油

青蔥 4 根，
　切成 1 公分長的小段

蒜頭 2 瓣，切成薄片

小尺寸圓茄 1 個，
　切成 1 公分的小丁

紅辣椒 1 根，切碎
　（怕辣可以去籽）

100 克的火雞排 4 片

鹽和胡椒

1 茶匙印度綜合香料

1 湯匙番茄泥

400 克罐頭雪蓮子，
　瀝乾並用冷水沖洗

香菜數根，取葉片切碎

茄子、雪蓮子和印度香料簡直是天作之合。運動後吃這道
菜不僅營養豐富，還能帶來飽足感。如果只需要1人份，
就把多的裝進保鮮盒冷藏，第二天當午餐或晚餐都很適
合。

做法

用最高溫預熱烤箱。

在炒鍋或大煎鍋裡用中大火加熱椰子油。放入蔥段、蒜
片、茄子和辣椒，翻炒3到4分鐘。

同時為火雞排調味，一面烤4到5分鐘，完全烤熟。檢查
肉最厚的地方，看看是否全部變成白色。從烤箱取出，放
在一旁回醒。

檢查鍋子裡的蔬菜：加入印度綜合香料和番茄泥，攪拌一
下，不要讓香料燒焦。倒入200毫升的水和雪蓮子，用鹽
和胡椒調味，煮沸後再燉2分鐘。

將燉好的雪蓮子和茄子盛盤，放上火雞排，再撒上香菜。

肉腸燉扁豆

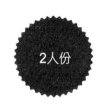

2人份

可事先準備
適合冷凍保存
材料

½ 湯匙椰子油
早餐肉腸 10 條
紅色甜椒 1 個，去籽切薄片
櫛瓜半條，
　切成 1 公分小丁
小番茄 10 個
百里香 2 根
250 克已煮熟的普伊扁豆
150 毫升雞湯
鹽和胡椒
巴西利數根，取葉片切碎
　（可加可不加）

別擔心，我知道你心裡想什麼：怎麼可能在15分鐘內做好燉菜？要加快速度，祕訣就是瘦瘦的肉腸和已經煮熟的扁豆。吃起來跟燉了4小時的差不多，所以試試看吧。

做法

在大煎鍋裡用中大火加熱椰子油。放入肉腸，煎3分鐘，翻轉2-3次，煎成褐色。

放入甜椒、櫛瓜、番茄和百里香，翻炒3到4分鐘，讓蔬菜變軟。倒入扁豆和雞湯，用鹽和胡椒調味。把所有材料拌勻，用小火燉3到4分鐘。

確認扁豆已經均勻受熱，肉腸也煮透了，若準備了巴西利，在此時撒上，然後立刻上桌。

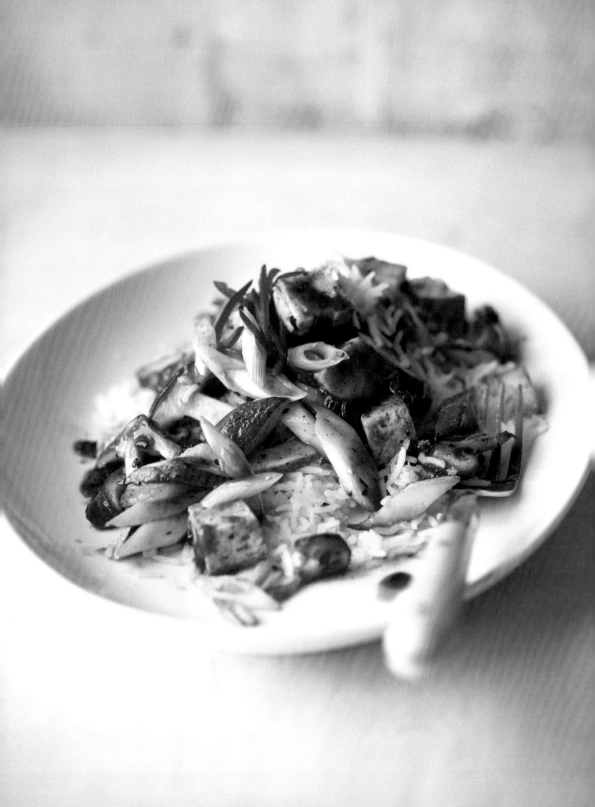

豆豉燒豆腐香菇配白飯

2人份

我發現我的素食食譜很少，因為我太愛吃肉了！這就是一道素食餐點，但吃肉吃海鮮的人也會很喜歡。豆腐配上恰當的材料和調味就非常好吃——吃的分量足夠，也能攝取大量的蛋白質。

可事先準備

材料

1 湯匙椰子油

櫛瓜 1 根，
　　切成 1 公分的小丁

紅辣椒 1 根，切碎
　　（怕辣可以去籽）

蒜頭 2 瓣，切碎

青蔥 6 根，
　　切成 1 公分的小段

香菇 8 朵，切塊

2 湯匙豆豉醬

400 克板豆腐，
　　切成 2 公分見方的小塊

250 克已經煮熟的茉莉香米或
　　印度香米

做法

在炒鍋或大煎鍋裡用中大火加熱椰子油。櫛瓜下鍋，炒1分鐘。放入辣椒、蒜頭、青蔥和香菇，翻炒3到4分鐘，炒到蔬菜開始變軟。

勺入豆豉醬，倒入150毫升的水。煮沸後把火關小，放入豆腐煮2分鐘，讓豆腐均勻受熱。

用微波爐加熱米飯，然後分成兩盤，上面放上香噴噴、營養豐富的豆腐。

照燒風味炒雞肉

1人份

可事先準備

材料

½ 湯匙椰子油

青蔥 3 根，切成蔥花

蒜頭 2 瓣，切成薄片

薑段 2 公分，切末或磨碎

240 克去皮雞胸肉 1 塊，
　切成 1 公分寬條狀

青江菜 2 棵，剝下葉片

225 克生雞蛋麵

1 大把嫩菠菜

½ 湯匙蜂蜜

1 湯匙淡色醬油

2 茶匙米酒醋

紅辣椒 1 根，細細切碎
　（怕辣可以去籽）

這道菜會讓你愛到每天都想吃。下班後回到家，把東西一口氣丟進炒鍋裡，事後要清理的東西也很少——符合15分鐘越吃越精瘦食譜的精神。

做法

在炒鍋或大煎鍋裡用大火加熱椰子油。放入蔥花、蒜片和薑末，翻炒10秒鐘，加入雞肉，再炒1分鐘。

青江菜、麵條、菠菜下鍋，加兩湯匙水——水蒸氣可以煮熟蔬菜，把麵條分開。翻炒2到3分鐘，這時蔬菜葉子都軟了，雞肉也完全煮熟。用刀尖檢查比較大塊的雞肉，確認裡面全部變白，沒有留下粉紅色的地方。

關火，倒入蜂蜜、醬油和醋，攪拌均勻。把炒好的麵堆在盤子上，撒上辣椒，吃吧。

★ 煮的祕招

如果找不到生雞蛋麵，買乾燥的也可以——但別忘了要先煮熟，才能下鍋炒。如果要避開麩質，把醬油換成豉油，用米粉取代麵條。

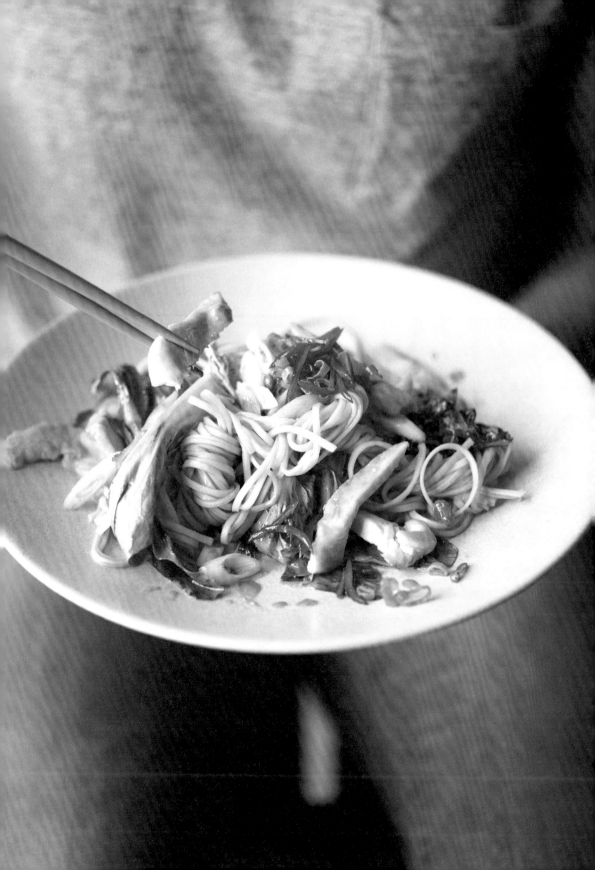

BBQ雞肉捲

1人份

這道簡單的雞肉捲加上烤肉醬,運動後吃會覺得很享受。用鋁箔紙緊緊包起來,很適合帶出去當午餐。

可事先準備
材料

240 克去皮雞胸肉 1 塊
鹽和胡椒
1 湯匙番茄醬
½ 茶匙煙燻紅椒粉
1 湯匙烏斯特醬
　（Worcestershire
　sauce）
大尺寸墨西哥薄餅 2 張
小寶石萵苣 1 個,切絲
小番茄 6 個,對半切開
4 湯匙罐裝眉豆,瀝乾並用冷
　水沖洗
2 湯匙茅屋乳酪（cottage
　cheese）

做法

將烤架預熱到最高溫。

在砧板或工作台鋪一大片保鮮膜。雞肉放在保鮮膜上,上面再蓋另一片保鮮膜。用桿麵棍、重一點的湯鍋或其他的重物敲打雞肉,讓厚度變成只有原來的一半。

把雞肉從保鮮膜中取出,用鹽和胡椒調味,然後放上烤盤,在烤架下烤4分鐘,不要翻面。

同時,混合番茄醬、煙燻紅椒粉和烏斯特醬,攪成平滑的烤肉醬。將雞肉翻面,再烤2分鐘,然後塗滿烤肉醬,炙烤3到4分鐘,完全烤熟就可以了。用刀尖插入雞肉,確認裡面的肉都是白色,沒有留下粉紅色的地方。

把烤好的雞肉切成長條。剩餘的烤肉醬塗在薄餅上,放上雞肉、生菜、番茄、眉豆和茅屋乳酪。捲出肥肥的捲餅,然後大口咬下去

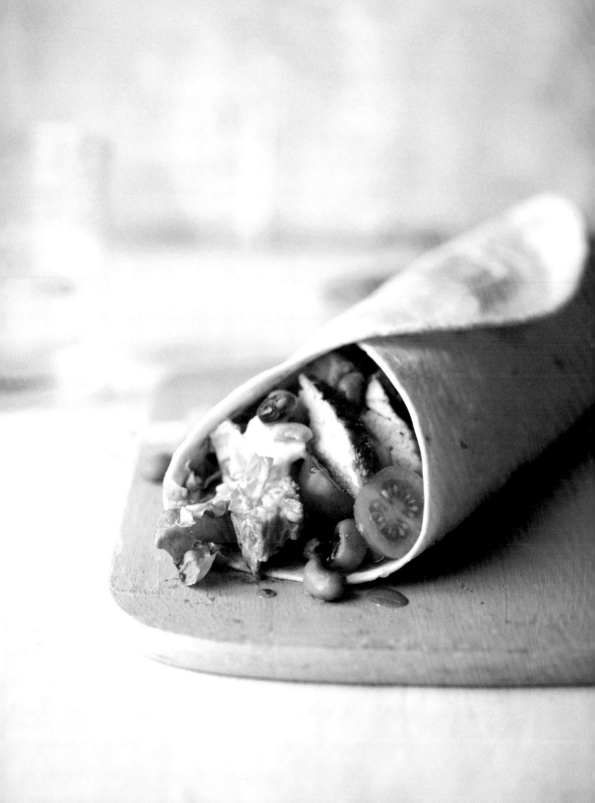

雞肉番茄豆糊咖哩

2人份

準備較費時
可事先準備
適合冷凍保存
材料

500 克乾燥去皮黃豌豆
1½ 湯匙椰子油
1 茶匙小茴香籽
新鮮月桂葉 1 片，或乾燥月
　　桂葉 2 片
大尺寸紫洋蔥 1 個，切丁
蒜頭 4 瓣，切末
紅辣椒 2 根，切丁
　　（怕辣可以去籽）
薑段 5 公分，切丁
½ 茶匙薑黃粉
1 湯匙印度綜合香料
大番茄 5 個，切塊
200-250 毫升雞湯
260 克去皮雞胸肉 2 塊，
　　切成 1 公分寬條狀
鹽和胡椒
香菜 1 把，取葉片切碎

這道菜不只15分鐘，大概要花1個小時。不過別因此跳過——風味絕佳，運動後吃會覺得很飽足，值得期待。如果想加快速度，多煮一點，多餘的冷凍起來，下次就不用等1個小時。

做法

把豌豆倒進大碗裡，加入40多度的溫水，浸泡至少20分鐘。

在大湯鍋裡用中大火加熱一湯匙椰子油。放入小茴香籽和月桂葉，爆香30秒，加入洋蔥，翻炒2到3分鐘，直到洋蔥開始軟化變成褐色。放入蒜頭、辣椒和薑，翻炒1分鐘。

撒上薑黃粉和印度綜合香料，持續攪拌30秒。將番茄下鍋，倒入雞湯，煮沸。將豌豆瀝乾後沖洗一下，也放入湯鍋。燉煮約40分鐘，不時攪拌，有需要的話可以加一點水，將豌豆完全煮透，並開始散開。

豆糊咖哩快煮好的時候，在煎鍋裡加熱剩餘的椰子油，放入雞肉，用鹽和胡椒調味。煎3分鐘，把雞肉煮熟。用刀尖插入最大塊的雞肉，確認裡面完全變白，沒有留下粉紅色的地方。

將香菜拌入煮好的豆糊咖哩，放上雞肉，就可以上桌了。

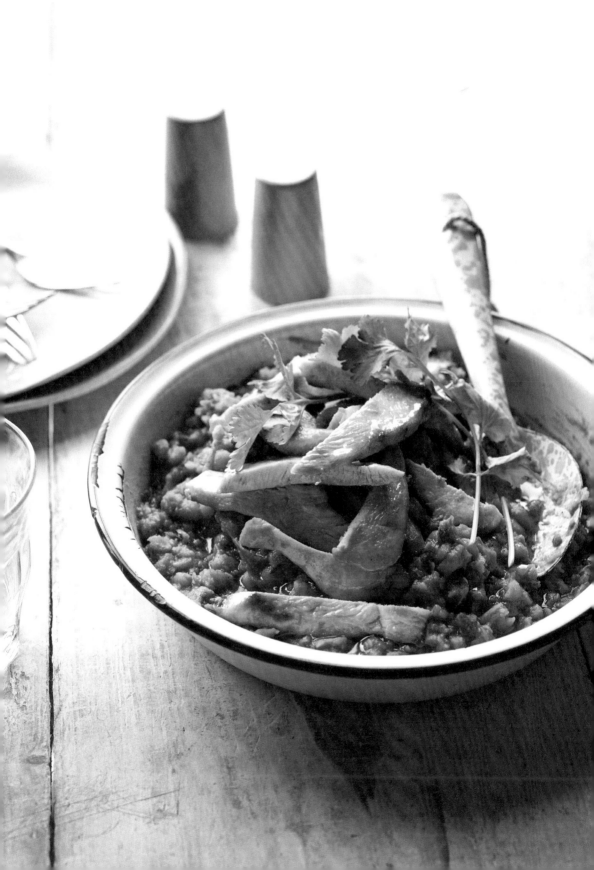

喬媽媽的特製
義大利千層麵

4人份

料理較費時
可事先準備
適合冷凍保存
材料

1½ 湯匙橄欖油
1 公斤低脂（約 5%）牛絞肉
大尺寸紫洋蔥 1 個，切丁
胡蘿蔔 1 條，切丁
櫛瓜 1 條，切丁
蒜頭 2 瓣，切末
1 湯匙番茄泥
400 毫升牛肉高湯
400 克番茄塊
千層麵皮 18 張
羅勒 1 把，取葉片撕碎（可加可不加）
歐式硬皮麵包，搭配食用

這是我媽的私房食譜。事實上，她會說這是唯一一道她會煮的菜。她是義大利人，小時候幾乎每個星期都要做這道菜。既然是千層麵，從開始到結束要花上 1 小時 15 分，但準備時間很短——進了烤箱後你就可以坐下來鬆口氣。我覺得你一定會很喜歡，因為我最愛吃這道菜。

做法

在大鍋裡用大火加熱半湯匙椰子油。加入一半的絞肉，翻炒 2 到 3 分鐘，弄散結成團的肉塊。倒進盤子裡，再熱半湯匙椰子油，把剩餘的絞肉炒好。

肉都變成褐色後，取出，把鍋子擦一擦，用中大火加熱剩餘的半湯匙椰子油。放入洋蔥、胡蘿蔔、櫛瓜和蒜頭，翻炒 5 分鐘——炒到蔬菜開始軟化，也略微上色。加入番茄泥、牛肉高湯和番茄，把絞肉放回鍋裡。煮沸後燉煮 20 分鐘。

將烤箱預熱至攝氏 190 度。

在 30 公分乘 15 公分的烤盤裡組合千層麵。把四分之一肉醬用湯匙勺到烤盤底部，放上 6 片麵（重疊也沒關係）。重複疊上，最後應該有 4 層肉跟 3 層麵，最後一層應該是肉醬。用鋁箔紙把烤盤蓋緊，送進烤箱烤 40 分鐘，讓內容物完全受熱，千層麵葉煮熟（刀子很輕鬆就能插進去）。

若準備了羅勒葉，最後撒在千層麵上，搭配麵包和蔬菜沙拉享用。

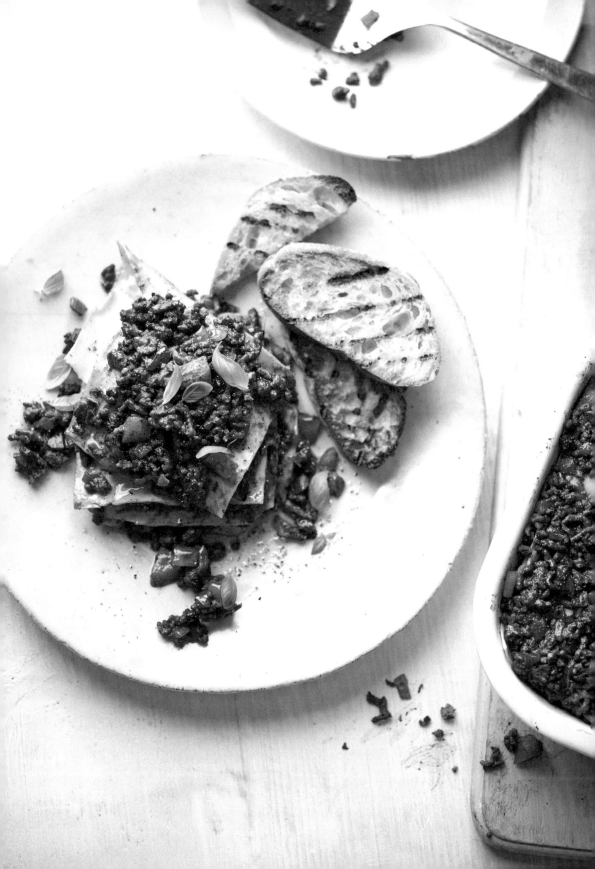

西班牙蛋餅

2人份

料理較費時

可事先準備

材料

小馬鈴薯 12 顆

1 湯匙橄欖油

青蔥 5 根，切成蔥花

紅辣椒 1 根，切薄片
（怕辣可以去籽）

2 大把嫩菠菜，另準備一些
上桌用

300 克精緻熟食店賣的雞肉或
火腿，撕開或切片

雞蛋 8 個

鹽和胡椒

麵包，搭配食用

小番茄，搭配食用

這道超飽足的馬鈴薯蛋餅要花30分鐘，熱熱吃或冷了吃都不錯，很適合帶去辦公室，搭配新鮮沙拉食用。

做法

用叉子叉一下馬鈴薯，用900w的功率在微波爐裡加熱3分鐘。靜置2分鐘，然後再加熱2分鐘就應該煮透了。放涼，然後切片。

將烤架預熱到最高溫。

在不沾鍋裡（直徑約20公分）用中大火加熱椰子油。放入馬鈴薯略煎，不時翻動一下，煎2分鐘。加入蔥花和辣椒片，炒1分鐘。放入菠菜和雞肉或火腿，煮約30秒，讓菠菜葉變軟。

打蛋，加入一大撮鹽和胡椒，然後把蛋汁倒進煎鍋裡。用木勺或鍋鏟推推蛋液，從底部刮起來，煮1-2分鐘，這時蛋汁應該快凝固了。再煮1分鐘，把鍋子放到烤架下方（如果鍋柄是塑膠材質，不要放到烤架下面！），烤至蛋餅表面凝固。

把蛋餅從鍋子裡滑到盤子上，對半切開，用番茄跟菠菜做成沙拉，搭配麵包食用。

喬的地瓜農舍派

4人份

料理較費時
適合冷凍保存
材料

地瓜 4 個，削皮，切成塊狀
鹽和胡椒
1 湯匙椰子油
1 公斤低脂（約 5%）牛絞肉
洋蔥 1 個，切塊
紅色甜椒 1 個，去籽切丁
胡蘿蔔 2 條，磨成條狀
櫛瓜 1 條，磨成條狀
2 湯匙番茄泥
200 毫升牛肉高湯
75 克冷凍青豆
3 湯匙烏斯特醬

這道菜要花一點時間烹調（約 1 小時 15 分），但相信我，準備工作很簡單，等你把烤盤送進烤箱，只需要耐心等待就好了！上面鋪地瓜更添風味。

做法

將烤箱預熱到攝氏 200 度。

煮沸一大鍋水。放入地瓜，小火煮約 10 分鐘，要煮到很軟。用濾器瀝乾，稍微吹一下去掉蒸氣，再倒回鍋裡。用鹽和胡椒調味，然後搗碎到相當平滑的程度。

煮地瓜的時候，在大煎鍋或厚底砂鍋裡用大火加熱一半的椰子油。放入絞肉翻炒，弄開結團的地方，煮到全熟，有些地方略帶焦黃。如果鍋子不夠大，可以分兩次處理。把煮熟的絞肉放入碗裡。

在同一個鍋裡用中大火加熱剩餘的椰子油。放入洋蔥、甜椒、胡蘿蔔和櫛瓜，翻炒 5 到 6 分鐘，煮至蔬菜開始變軟。擠進番茄泥，繼續煮大約 30 秒，把絞肉放回鍋裡，攪拌均勻。倒入高湯，煮沸，然後燉煮 20 分鐘。

關火，拌入青豆和烏斯特醬，然後放入大烤盤裡，鋪上地瓜泥。

將農舍派烤 20 分鐘，上面的地瓜泥應該會變得有點酥脆。

菠菜火雞義大利麵捲

這也是一道可以煮很多冷凍起來的餐點。花1個小時又15分，把你的義大利麵捲分成4份，可以吃好幾天。如果你不喜歡火雞絞肉，也可以換成牛肉。

4人份

料理較費時
可事先準備
適合冷凍保存

材料

1½ 湯匙橄欖油
大尺寸紫洋蔥 1 個，切丁
蒜頭 3 瓣，切末
1 公斤火雞絞肉
3 大把嫩菠菜
300 克瑞可達乳酪（ricotta）
鹽和胡椒
羅勒 1 把，取葉片切碎
乾燥義大利麵捲
　（cannelloni）16 個
800 克番茄塊
歐式硬皮麵包和沙拉，
　搭配食用

做法

將烤箱預熱到攝氏180度。

在大煎鍋裡用中大火加熱橄欖油。放入洋蔥和蒜頭，翻炒2分鐘，炒到洋蔥變軟，略微上色。

轉成大火，加入一半的火雞絞肉，翻炒2到3分鐘，用鍋鏟弄散結塊。煮到看不見粉紅色，把絞肉倒進碗裡。重複步驟炒好剩下的絞肉。等第二鍋也變成褐色，將菠菜倒進鍋裡，拌至菜葉變軟，然後全部倒進剛才放了絞肉的碗裡。

把瑞可達乳酪放進碗裡，加一大撮鹽和胡椒，以及一半的羅勒葉，把所有材料攪拌均勻。用手指和茶匙把火雞絞肉塞到麵捲裡——別擔心，不用塞得很完美，溢出來的等一下煮到醬汁裡就好。

塞好後，把400克番茄塊倒進大烤盤（約30公分乘18公分），拌入剩餘的火雞絞肉。現在把麵捲排在烤盤裡，倒入剩下的400克番茄塊，用鋁箔紙蓋住烤盤。

烤35到40分鐘，讓麵捲完全煮熟。從烤箱取出，撒上剩餘的羅勒葉，搭配麵包和沙拉食用。

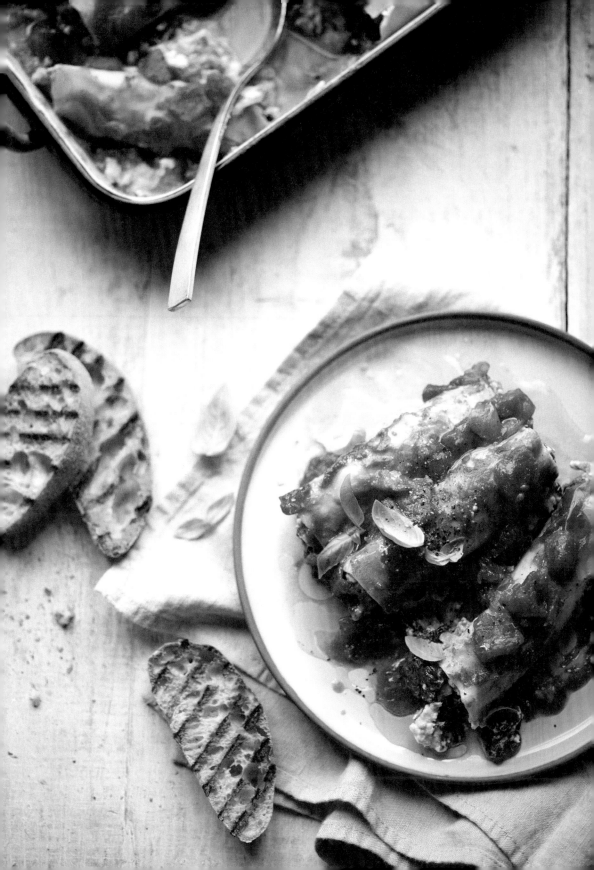

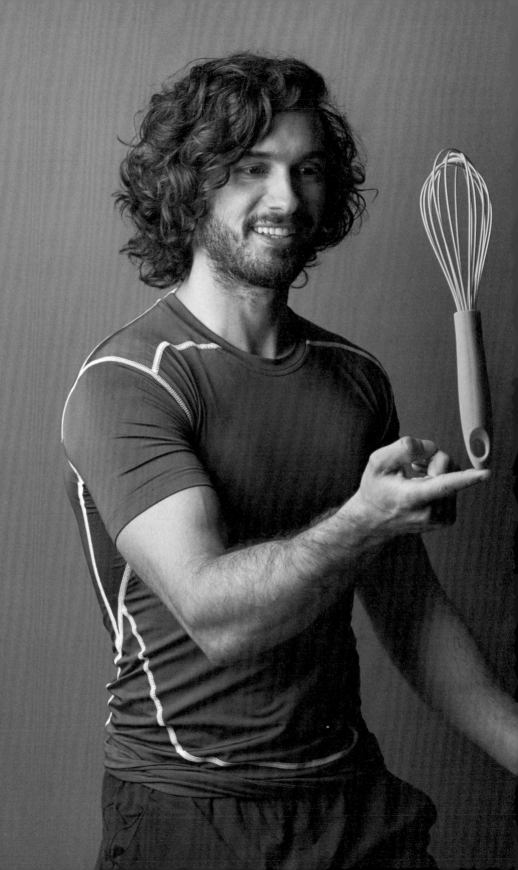

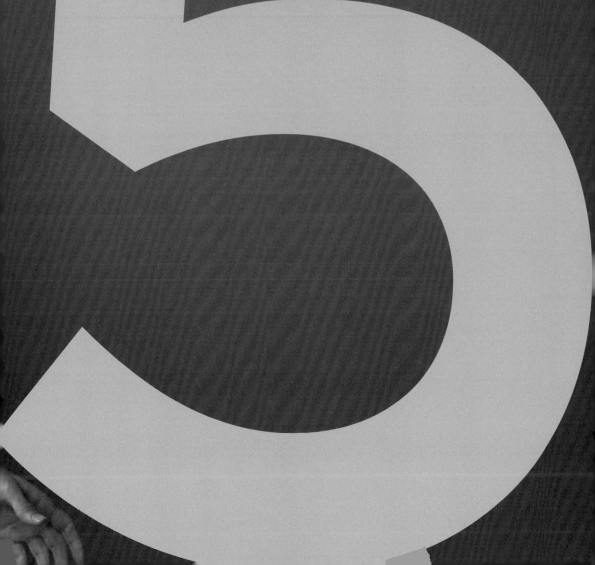

點心和
甜點

5

鮪魚韃靼

2人份

如果你喜歡壽司，就會很喜歡這道韃靼。高品質的新鮮鮪魚生吃應該沒問題，但購買時要確定你買的魚適合生食。如果你懷孕了，或免疫系統比較弱，就不要嘗試。

材料

4 湯匙米酒醋

1 茶匙鹽

小黃瓜半條，去籽，切成 1 公分見方小丁

400 克生鮪魚，切成 1 公分見方小丁（也可以切更小一點）

糙米做成的米餅，搭配食用

做法

把醋倒進小碗裡，跟鹽完全混合。放入小黃瓜，醃漬5分鐘。

瀝掉醋水，把輕漬過的小黃瓜跟鮪魚混在一起。

搭配米餅享用生魚點心，很新鮮的感受，而且非常美味。

★喬的祕招

你努力運動，努力鍛鍊，為何不用一道15分鐘越吃越精瘦食譜的美食來獎勵自己？吃了可能會上癮，所以別貪心──跟朋友一起享用吧！帶著健康的美食去參加派對，大家會愛死你！

玉米菲達煎餅

可做成
2 個大煎餅

這道煎餅吃起來美味無比,做起來也很簡單。冷熱都好吃,可以前一天晚上做好,第二天帶去辦公室。也可以把食譜的分量加倍,一半冷凍起來,之後再享用。

可事先準備
適合冷凍保存
材料

340 克的罐頭玉米,瀝乾水分

紅辣椒 1 根,去籽切片,另外準備一點盛盤用(可加可不加)

青蔥 3 根,切成蔥花

75 克菲達乳酪,剁碎

75 克自發麵粉★

雞蛋 1 個

鹽和胡椒

1 湯匙椰子油

酪梨 1 個,切片

萊姆 1 個,上桌時擠汁用

少許芝麻油(可加可不加)

★ 或用中筋麵粉混合適量泡打粉──譯注。

做法

把玉米、辣椒(若有準備)、蔥花、乳酪、麵粉、雞蛋和 50 毫升的水放進一個大碗裡。用鹽和胡椒調味,然後混成麵糊,表面會凹凹凸凸的。

將一半的椰子油放入不沾鍋,用中小火加熱。等油熱了,把一半的麵糊用湯匙勺到鍋子裡,做出餅狀。煎 2 分鐘,不要翻面也不要亂動……趁這時可以做 20 個伏地挺身!

把煎餅翻面,再煎 2 分鐘。從煎鍋取出放到紙巾上,吸掉多餘的油分,接著把剩下的麵糊煎好。

煎餅可以搭配酪梨食用,擠上萊姆汁,喜歡的話還可以淋一點芝麻油,撒上辣椒(參考次頁的照片)。

鮪魚櫛瓜煎餅

可做12-14個
小煎餅（或4個
大煎餅）

好讚好好吃的點心——而且大家食物櫃裡應該都常備一罐鮪魚罐頭。喜歡的話，可以多做一點冷凍起來。

可事先準備
適合冷凍保存
材料

160 克罐頭鮪魚，瀝乾
櫛瓜 1 條，刨絲
80 克自發麵粉
雞蛋 1 個
1 湯匙椰子油
淡色醬油，食用時沾取

做法

把鮪魚剝成一片一片放進碗裡，然後放入櫛瓜、麵粉跟雞蛋。混在一起做成麵糊。有需要的話，加一點水稀釋麵糊，濃稠度大概跟重乳脂鮮奶油差不多。

在煎鍋裡用中火加熱椰子油。用湯匙把麵糊勺進鍋裡，麵糊之間要留一點距離，因為麵糊會散開，變得比較扁。如果計畫要做一打，一個煎餅的直徑大約是7-8公分——你也可以只做4個大煎餅。

一面煎2到3分鐘，然後從鍋中取出，放在紙巾上吸油。

把醬油放在小碗裡，當作煎餅沾醬。

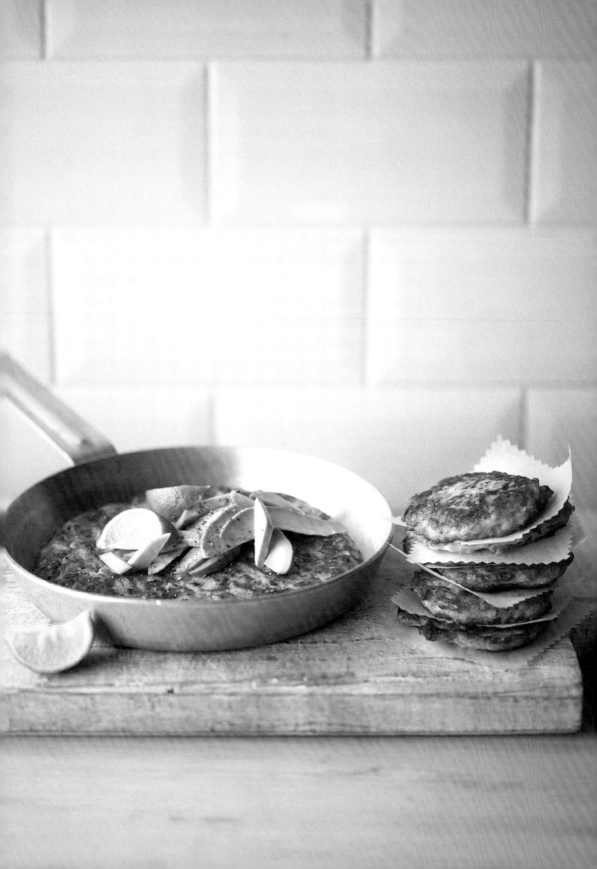

材料

400 克腰果
2 茶匙橄欖油或花生油
2 茶匙孜然粉
1½ 茶匙煙燻紅椒粉

材料

400 克無鹽花生
4 茶匙山葵粉
2 茶匙橄欖油

材料

迷你墨西哥薄餅 3 張
少許橄欖油
　（噴瓶壓幾下的分量）
2 茶匙孜然粉
1 茶匙煙燻紅椒粉
1 茶匙芹籽鹽
　（混合芹菜籽的鹽）

辛香腰果
做法

將烤箱預熱到攝氏 190 度。

把所有材料混在一起，倒入烤盤中，放進烤箱，烤 12 到 15 分鐘，讓腰果變酥脆並略為上色。從烤箱中取出，撒一點鹽。放涼後用密封罐保存，最多可以放 5 天。

山葵花生
做法

將烤箱預熱到攝氏 190 度。

混合所有材料，倒入烤盤裡，放進烤箱烤 12 到 15 分鐘，烤至花生變酥脆並略微上色。從烤箱取出，撒一點鹽。用密封罐保存，可以放 4 天。

辛香薄餅片
做法

將烤箱預熱到攝氏 170 度。

把薄餅一張張噴上少許橄欖油，兩面都要噴。薄餅切成 4 等分，再對切，變成 8 個三角形。把 24 個三角形在烤盤上排好（如果烤盤不夠大，可以分兩批）。

將香料和鹽混合均勻，平均撒在三角形上。在烤箱裡烤 6 到 7 分鐘，烤成酥酥脆脆，略帶金黃色。

★喬的祕招

堅果很適合做派對食物，而且比洋芋片健康多了！但是吃這個仍然算是放縱，別吃太多。我建議一份大約 20 到 30 克，一天吃一次就好。

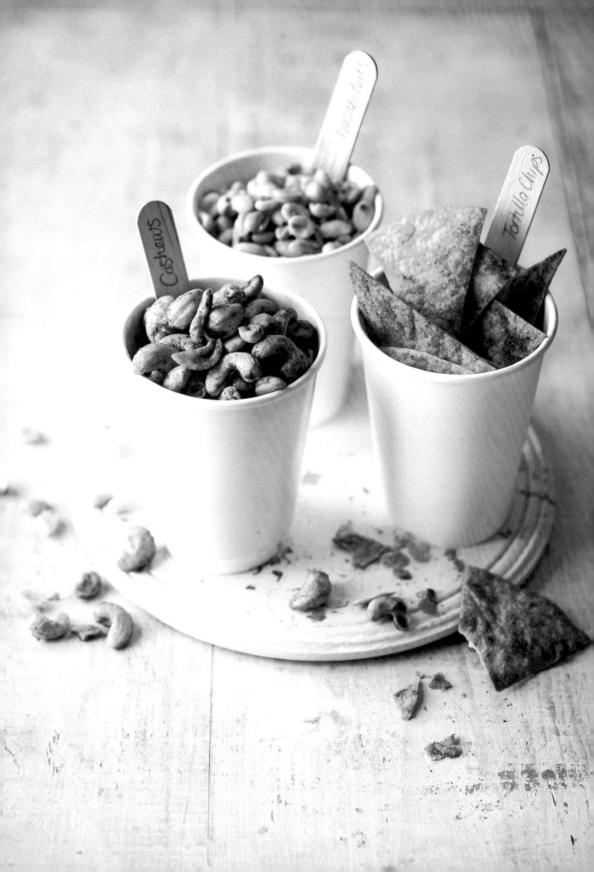

可事先準備
材料

青花菜 2 顆,剝成小朵
4 湯匙松子
3 湯匙磨碎的帕瑪森乳酪
羅勒 2 把,取葉片
蒜頭 1 瓣,切碎
1 個檸檬,擠汁,並把外皮磨碎
75 毫升橄欖油
鹽和胡椒
生蔬菜切塊,搭配食用

迷你樹松子青醬

這道點心很棒,放進密封罐裡可以冷藏 3 天。也可以換成其他綠色蔬菜,例如羽衣甘藍和菠菜。我喜歡拿來當沾醬,可以沾切塊的白花椰菜、胡蘿蔔和黃瓜。

做法

煮沸一鍋水。放入青花菜,煮 1 分鐘。用篩網或濾器瀝乾,然後用冷水沖洗。

把青花菜倒進果汁機裡,加入松子、帕瑪森乳酪、羅勒、蒜頭、檸檬汁、檸檬皮和橄欖油。用鹽和胡椒調味,然後打至平滑——可能要按幾次啟動開關,還要打開來刮一下。

搭配切塊的蔬菜食用。

材料

180 克奶油乳酪
2 湯匙切碎的細香蔥
2 湯匙切碎的龍蒿
2 湯匙切碎的羅勒
蒜頭1瓣,切片
油漬番茄乾 6 片,切塊
50 克核桃,稍微弄碎
芹菜棒、胡蘿蔔棒、小黃瓜棒,搭配食用

拌拌香草奶油乳酪

這道點心最適合愛乳酪的人,裡面加的新鮮香草更是棒透了。如果你沒有食物處理機,可以用手打——並不會很費時。

做法

除了核桃跟蔬菜棒,其他材料都要放進食物處理機,再加兩湯匙溫水。攪打至非常平滑。

把沾醬倒進碗裡,上面撒上核桃塊,然後用芹菜棒、胡蘿蔔棒和小黃瓜棒沾取食用。

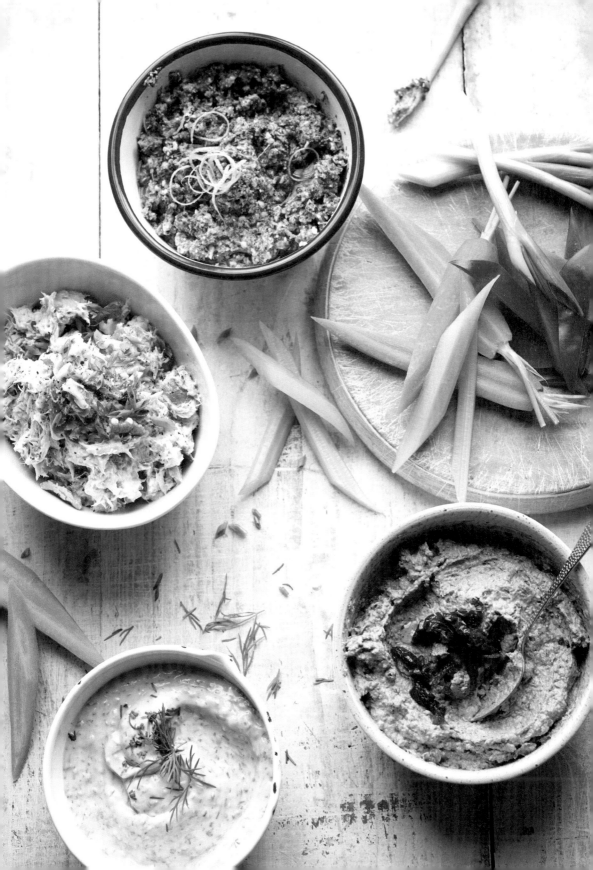

燻鯖魚抹醬

4人份

生的白花椰菜切成一朵朵,很適合搭配這道抹醬。裝入密封容器,可以在冰箱裡放4天。

材料

300 克燻鯖魚
75 克法式酸奶油
1 個檸檬,擠汁
現磨黑胡椒
1 小把細香蔥,切碎
35 克核桃,切碎
胡蘿蔔丁、白花椰菜、紅色甜
　椒片,搭配食用

做法

剝掉鯖魚的皮,用手把魚肉剝成小塊。放入法式酸奶油和檸檬汁,好好磨一些黑胡椒進去。用叉子混合壓扁材料,弄出你滿意的質地——我喜歡留下一些肉塊,不要拌得太均勻。

拌入細香蔥,撒上核桃。搭配胡蘿蔔、白花椰菜和紅甜椒食用。

酪梨醬與芹菜棒

2人份

如果你喜歡酪梨,這道滑膩的沙拉醬很適合你。只要5分鐘就能做好,飽含健康的脂肪,能幫你保持活力。

可事先準備
材料

大顆酪梨 1 個,切塊
245 克全脂希臘優格
1 個檸檬,擠汁
蒜頭 1 瓣,磨碎或切末
1 小把細香蔥,切碎
1 小把蒔蘿,切碎
1 小把巴西利,切碎
鹽和胡椒
西洋芹梗6根,搭配食用

做法

把酪梨放進食物處理機。加入優格、檸檬汁、蒜末、細香蔥、蒔蘿和巴西利。用鹽和胡椒調味,然後攪打至平滑。

搭配芹菜棒食用。

★喬的祕招
做點心的建議
如果你沒時間準備點心,我有幾個建議:
★ 1勺乳清蛋白粉加水
★ 20-30 克堅果
★ 85克牛肉乾
★ 白煮蛋1個
★ 75-100克水果(哈密瓜、藍莓、草莓、覆盆子、蘋果或西洋梨)。每天吃的點心只能有一次是水果,一個星期不要吃太多次,因為水果不能幫你燃脂。

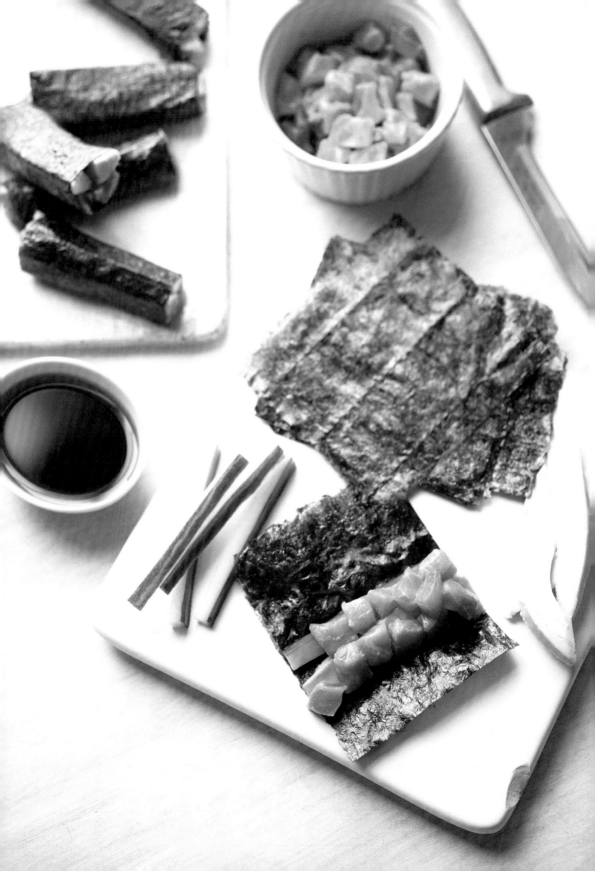

鮭魚酪梨手捲

2人份

一道飽含健康脂肪的點心。這道菜可以當成晚餐派對的開胃菜，保證來賓嘖嘖讚嘆。鮭魚越新鮮越好，要確定可以生吃。免疫系統有問題的人或懷孕婦女則要避吃生魚。

材料

400 克可生食的鮭魚，
　　切成 1公分小丁
　　（小一點更好）
薑段 1 公分，磨碎
1½ 湯匙淡色醬油
2 茶匙芝麻油
2 茶匙米酒醋
酪梨 1 個，對半切開，去皮
2 大張海苔（約 20 公分見
　　方）
¼ 條小黃瓜，去籽，
　　切成 8 條

做法

把鮭魚、薑末、醬油、芝麻油和醋放進碗裡，充分混合。

把對半切開的酪梨切成4等分，最後有8片酪梨。

海苔切成4條。

攤平海苔，把1片酪梨放在中間，旁邊放1條小黃瓜。把混合好的鮭魚分成8份，跟酪梨和小黃瓜一起鋪在海苔上。

用手指沾一點水，把海苔邊緣弄濕，以便黏起。

把手捲捲起來，準備享受禪風十足的味覺饗宴。

甜菜根蛋白質布朗尼

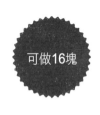

可做16塊

料理較費時

材料

2 顆煮熟並去皮的甜菜根
（約 140 克），切塊

175 克杏仁粉

120 克栗子泥

30 克可可粉

45 克蜂蜜

1 勺（30克）香草口味的蛋白
營養補充粉

2 茶匙香草精

雞蛋 4 個

我的食譜書裡一定要有幾樣甜點。這道布朗尼很好吃，也比一般的巧克力布朗尼健康多了。但我不建議每天狼吞虎嚥，偶爾吃吃就好。一個星期吃一片，而且等運動後再吃，才不會發胖。製作時間是30分鐘，不只15分鐘──不過好吃的東西總要付出一點力氣！

做法

將烤箱預熱到攝氏180度。

把所有材料放進食物處理機，攪打成平滑的麵糊。

麵糊倒進鋪好烘培紙的布朗尼烤盤（約28公分乘15公分），烤15分鐘。

取出布朗尼，稍微放涼，然後切成方形，再好好享受。

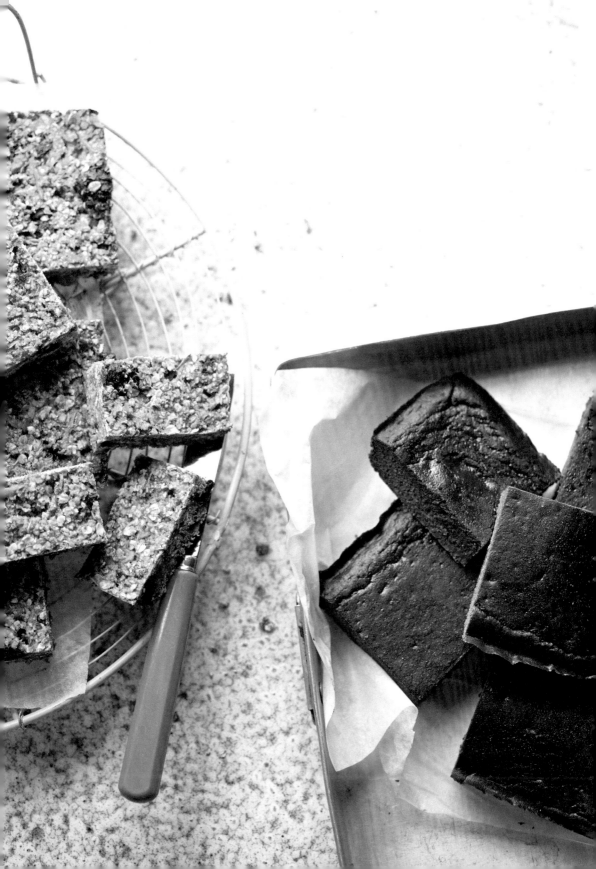

運動後能量塊

可做24塊

料理較費時
可事先準備
材料

蜜棗 12 顆，去核

100 克米餅

220 克燕麥片

1 勺（30克）香草口味的蛋白
　營養補充粉

蘋果 2 個，去芯，刨絲

½ 茶匙泡打粉

100 克櫻桃乾，對半切開

美味的能量塊不到半小時就可以做出來。但別忘了，不要每天縱情地吃下肚。一個星期吃一次就好，跟朋友分享，別把全部24塊都自己吃了！不要為了避免浪費，拿「清冰箱」當藉口，這些能量塊可以在密封容器裡保存5天。

做法

將烤箱預熱到攝氏160度。

煮沸一壺水。用沸水淹過蜜棗，浸泡5分鐘。

把米餅放入食物處理機，打碎成細粉狀。倒進大碗裡。

瀝乾蜜棗，放入食物處理機打成泥，也放入剛才的大碗裡，其餘材料一起放進去。將所有材料混合均勻──成果可能有點硬，你可以用手揉捏。

把混合物倒進鋪好烘培紙的布朗尼烤盤（大小約28公分乘15公分），烤25分鐘。放涼後切成方塊。

喬的健康穀麥

可做1大罐

料理較費時
可事先準備
材料

175 克混合堅果——我喜歡腰
　果、胡桃、核桃、杏仁
1 茶匙肉桂粉
蘋果 1 個，去芯後連皮刨絲
150 燕麥片
20 克蜂蜜
40 克葡萄乾

花半個小時，在家就能做出健康的穀麥，為什麼要去買都是糖分的加工品呢？這道穀麥搭配希臘優格和新鮮莓果，很適合當早餐。不過，不要每天吃，早餐吃雞蛋才是王道。

做法

將烤箱預熱到攝氏180度。

除葡萄乾外，把所有材料放進大碗混合，然後倒入大烤盤裡鋪成薄薄一層。

烤25分鐘，把烤盤拉出來兩次，翻動一下材料，讓穀麥均勻烘烤。

從烤箱取出，放涼後拌入葡萄乾。用密封罐保存，可以放2天。但我敢打賭，不到2天就會吃完了！

喬的蛋白質米布丁

1人份

料理較費時
材料

100 克短米（pudding rice）

500 毫升杏仁漿

1 湯匙蜂蜜

1 勺（30克）香草口味的蛋白
　營養補充粉

如果你愛吃甜，運動後最適合來道米布丁，搭配新鮮的莓果更棒。製作時間大約是半個小時。

做法

把米、杏仁漿、蜂蜜和150毫升的水放進湯鍋裡。煮沸後燉20到25分鐘，不時攪拌一下，快煮好的時候尤其要好好攪拌，這時會變得像鮮奶油一樣很濃稠。

關火，稍微放涼，再拌入蛋白粉。還沒關火前不要加蛋白粉，不然乳清受熱後會結塊。

現在就可以吃了。如果要更奢華的感覺：倒進烤盤，放在熱烤架下炙烤，把頂部烤成褐色，略有酥脆感。

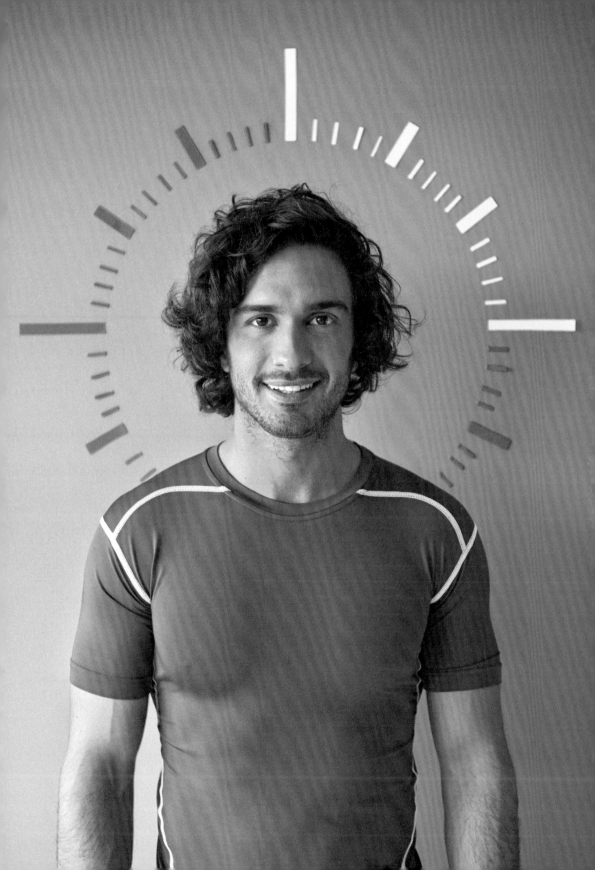

香蕉胡桃杯子蛋糕

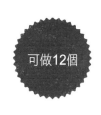

可做12個

料理較費時
可事先準備
材料

100 克胡桃，另準備 12 顆
　　裝飾用

70 克栗子泥

3 根很熟的香蕉，剝皮，切片
　　（需要約 190 克）

30 克蜂蜜

1 勺（30 克）香草口味的蛋
　　白營養補充粉

2 茶匙香草精

50 克杏仁粉

雞蛋 4 個

12 茶匙法式酸奶油

20分鐘就能做好，這是我最喜歡的美食，吃了會上癮呢，所以要克制分量。每天吃的話絕對無法燃脂，要犒賞自己的時候再做，或者開派對請朋友一起吃。香蕉外皮的顏色越深越好。說真的，如果香蕉皮全黑了，還是可以拿來做杯子蛋糕。

做法

將烤箱預熱到攝氏190度，將杯子蛋糕紙模放進12個洞的烤盤。

除了裝飾用的胡桃和法式酸奶油外，其他材料都放進食物處理機，攪打成平滑的麵糊。

把麵糊平均分配到紙模裡，烤18分鐘，麵糊會漲大，頂部呈現微微金黃色。

放涼，用1茶匙法式酸奶油和胡桃裝飾。

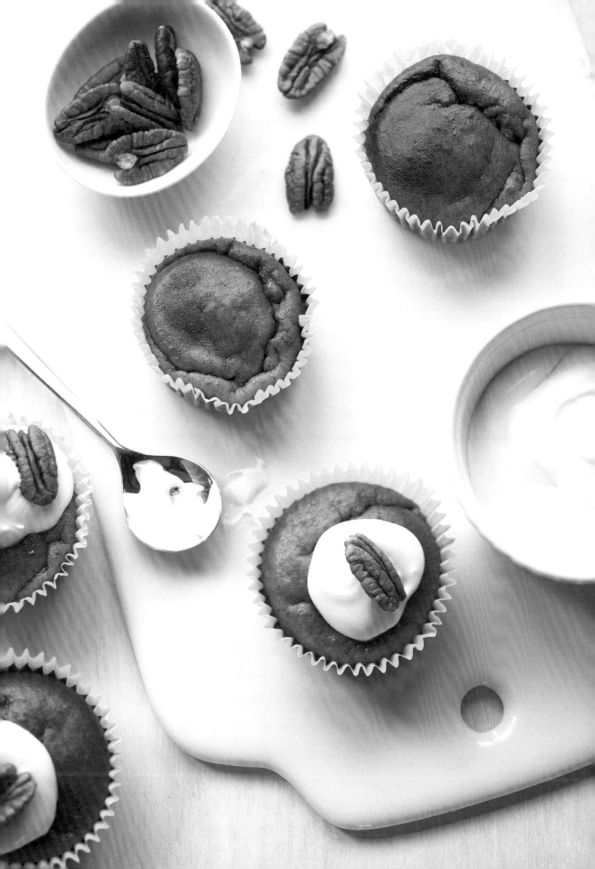

香蕉杏仁冰淇淋

2人份

我愛冰淇淋，所以要分享這道健康的冰淇淋食譜給大家。如果要增添風味，可以加入其他的冷凍水果，例如草莓或覆盆子。

料理較費時

（製作過程很快，但需要冷凍
4小時）

可事先準備

材料

香蕉 4 根，剝皮，切成差不
多大小的塊狀

1 湯匙杏仁醬★

50 毫升杏仁漿

1 勺（30 克）香草口味的蛋
白營養補充粉

烤過的杏仁片，搭配食用
（可加可不加）

★用完整的杏仁加蜂蜜，放入食物
處理機打成平滑狀。

做法

用烘焙紙鋪滿烤盤，把香蕉塊鋪在上面。把烤盤放入冷凍庫，至少冷凍4小時，把香蕉凍硬。

把凍過的香蕉放入食物處理機，加入杏仁醬、杏仁漿和蛋白粉，然後手動攪打至平滑。

如果準備了烤過的杏仁片，吃的時候放上去。

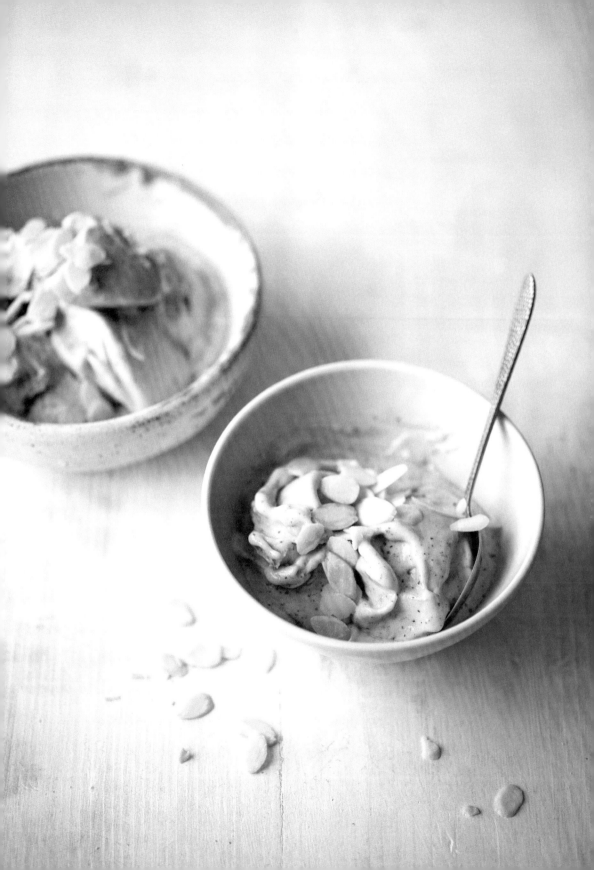

巧克力杏仁蛋白質蛋糕

6人份

可事先準備
材料

120 克蜜棗，去核

125 克栗子泥

10 克可可粉，
　　另準備一些裝飾用

100 克杏仁粉

100 克黑巧克力
　　（可可含量85%）

2 勺（60 克）香草口味的蛋
　　白營養補充粉

雞蛋 4 個

1 個柳橙，擠汁，外皮磨碎
　　成細屑

好吧，我也不敢說這道蛋糕特別健康，但大家偶爾需要放縱一下——就美食來說，這道甜點可是營養豐富！巧克力裡的可可含量越高，對身體越好——我選用85%的可可。如果你沒有栗子泥，換成杏仁醬也可以。製作需時30分鐘。

做法

將烤箱預熱到攝氏180度，拿一個直徑23公分的圓形蛋糕模，內裡墊好烘焙紙。

煮沸一壺水。用150毫升的沸水淹過蜜棗，浸泡5分鐘。

把泡好的蜜棗跟水一起倒進食物處理機，攪打至平滑。再加入剩餘的材料，打成平滑的麵糊。

把麵糊倒進準備好的蛋糕模裡，烤20分鐘。蛋糕在烤箱裡會漲起來，冷卻後會塌掉。

取出蛋糕，撒上可可粉……現在去健身房運動吧，運動完就可以享受蛋糕了！

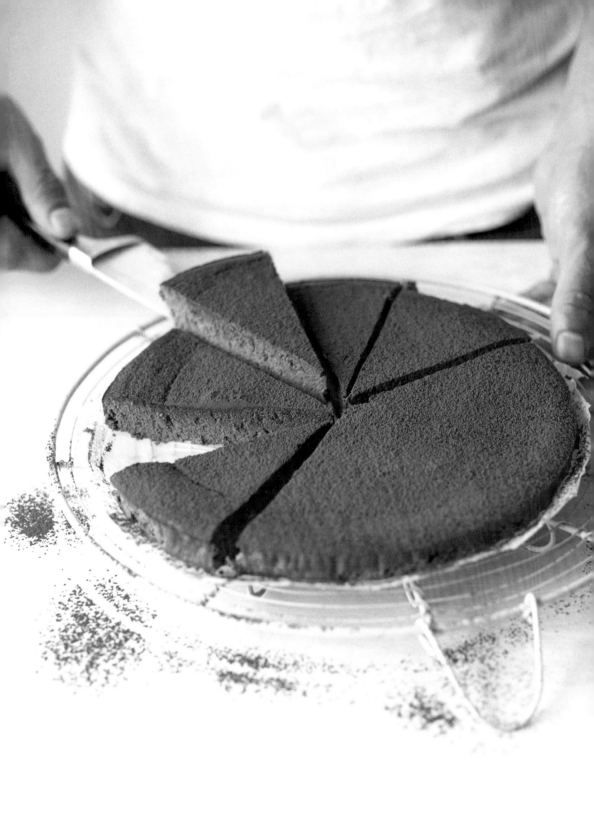

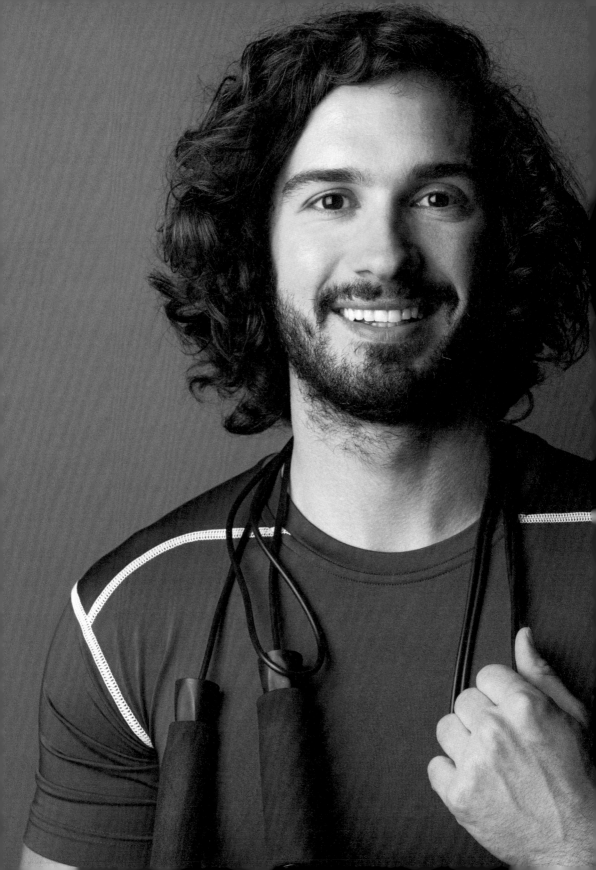

6

用HIIT
燃燒脂肪
增長精實
肌肉

高強度間歇訓練（HIIT）

要燃燒脂肪，HIIT是一種很有效的訓練方法。或許聽起來很嚇人，其實不然，因為都跟你個人的體能和能力有關。參與「90天轉變、塑形、維持」計畫的人不論年齡或體能狀態，都要做HIIT──成果驚人。HIIT不僅能快速燃脂，也能大幅改善心血管狀態，讓你體能好到令人討厭。每段動作都不容易，但一次不到20分鐘，做完後你會覺得自己棒透了。等體脂消失，你會覺得很值得。

什麼是 HIIT？

做HIIT時，用你最大的力氣，做出短暫的爆發動作，中間的復原期穿插低強度活動或休息，例如做20秒動作，然後休息40秒。重複15到20分鐘，好啦，結束。體脂再見！

我說過，都跟你的體能有關。拿跑步機來舉例：如果你是初學者，HIIT應該等於上坡快走或慢跑；如果你的體能比較好，或許等於衝刺跑。目標是在做劇烈動作的時候，盡可能提高心率，然後在休息時恢復。

定速慢跑之類的低強度有氧運動只會在運動時燃燒熱量，而HIIT不一樣，運動結束後熱量仍會繼續燃燒，可長達18個小時。這叫做後燃效應，身體正努力償還系統消耗的氧氣，恢復到休息的狀態。這時你的新陳代謝率提高，身體會先燃燒更多的熱量，會燃燒更多的脂肪。運動越激烈，氧債越高，所以你應該每次都要盡量做到自己的極限。如果你有健康問題，可以先詢問醫生的意見。做HIIT時，如果能講話、傳簡訊或發推文，那表示強度還不夠。要進入化境，專注一致，像超級英雄一樣鍛鍊自己！

HIIT 怎麼做？

HIIT的原理可以套用到任何有氧運動器材上，例如跑

> 進入化境，專注一致，像超級英雄一樣鍛鍊自己！

步機、交叉訓練機、划船機、健身腳踏車，也可以套用到徒手訓練，例如波比跳、原地爬山、跳繩或衝刺跑。

選擇一種運動或組合幾種運動，考慮是否適合自己，有沒有挑戰性。你可以每次都做同樣類型的HIIT，或穿插不同的動作，例如今天用划船機，明天用交叉訓練機。只要努力付出，享受鍛鍊的過程，那就夠了。

暖身

做HIIT之前，一定要針對動作先暖身。比方說，如果你要在跑步機上衝刺，我建議先快走或慢跑，然後再開始衝刺。暖身的目的在於起動肌肉和關節，準備迎接接下來要做的動作。暖身非常重要，可以防止受傷，確保運動達到最好效果，所以別走捷徑，不要以為可以忽略暖身！

上場運動

暖身結束後，可以開始做HIIT。我覺得運動和休息最有效的比例是休息時間是運動的兩倍長。你可以把動作紮實做好，適當地復原。

舉例來說

訓練20秒，休息40秒

或者

訓練30秒或休息45到60秒

訓練需要力氣，選擇最適合你的時間安排。休息的時候可以慢下來，或完全停下動作。重複15到20分鐘。看起來不多——不過相信我，已經夠消耗熱量了。如果你用正確的主要營養素提供身體燃料，你會看到身體的轉變。要記得，「不要」過度訓練，不要忘情到每天做兩趟HIIT。這只有反效果，無助於消滅脂肪。每天一次就好，而且要好好做，結束後你也不會想做第二次了！

> 『每天一次就好，而且要好好做，結束後你也不會想做第二次了！』

這裡有2套可以在家做的練習。我建議每星期2套都要做2次（總共4次），如果想要的話，你可以加一次HIIT。

練習1：有氧HIIT

這套練習包括3項徒手訓練，絕對能讓你心跳加快，脂肪跟著融化。你不需要設備，有一小塊地方就夠了，可以在院子裡或客廳裡做。

1. **高抬膝**

2. **原地爬山**

3. **波比跳**

1. **高抬膝20秒**

休息40秒

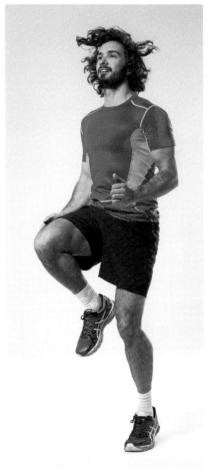
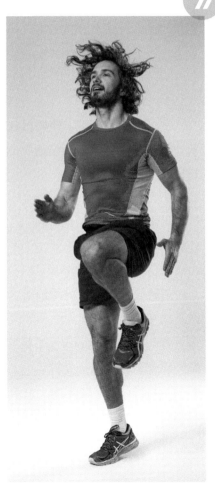

2. 原地爬山 20 秒

休息40秒

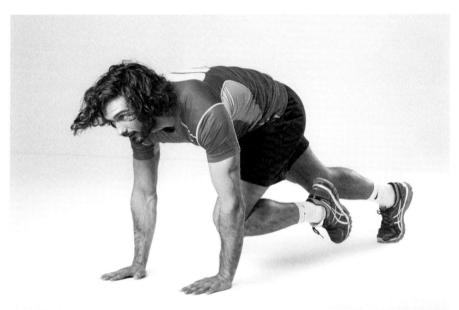

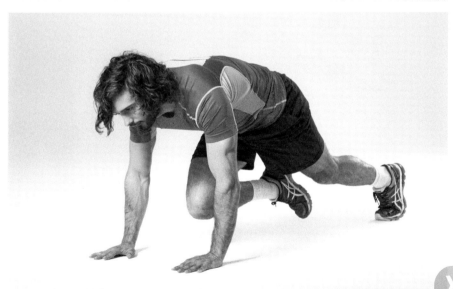

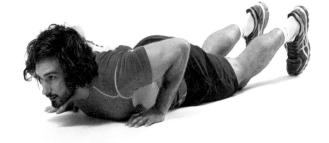

3. 波比跳20秒

休息40秒

重複這套循環5次，總共約15
分鐘。如果你覺得太簡單，運
動30秒後休息30秒。

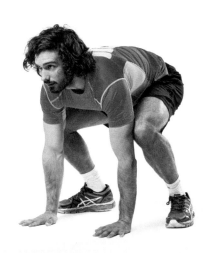

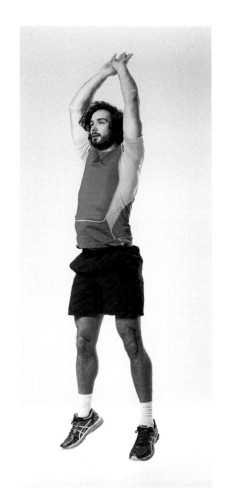

收操

　　收操對你的膝蓋和關節來說非常重要。慢慢走一走，或踩腳踏車，可以讓心跳恢復正常。靜態伸展或滾筒按摩可以有效消除肌肉痠痛。剛開始練習幾次後，可能會出現延遲性肌肉痠痛。這很正常，通常會延續24到72個小時。別擔心，痠一下就好了。身體只是想告訴你，你很認真運動，身體會變得更強壯更結實，這就是你的獎賞。

什麼時候做？

　　有氧HIIT什麼時候做都可以，但我建議可以選你覺得最有力氣的時候。或許是早上上班前，或許是晚上。要記住，運動完你就「賺到了」運動後的醣類。

要做幾次？

　　為求最好的效果，一個星期應該做4到5次。如果你一個星期沒辦法運動那麼多次，沒關係——看你能排出幾次時間都可以，盡量養成良好的習慣。但是別忘了，在休息日你要吃3頓減醣餐，所以想大吃醣類的話，就要找時間快快完成你的HIIT。

　　祝大家運動順利。不要鬆懈，每個星期都要看到進度：或許在跑步機上時速快了半公里，或許這個星期拿的啞鈴比上星期重1公斤。有進步，表示力氣變大了，強壯結實的身體才是你的目標。要有耐心，始終如一。羅馬不是一天造成的。

要有耐心，
始終如一

練習2：阻力HIIT

///////////////////////////////////

這套全身訓練比有氧HIIT的時間長，因為重點除了提高心率，還要透過阻力訓練增加結實的肌肉。肌肉量提升後，新陳代謝率會增加，表示你越來越瘦，並且會燃燒更多脂肪，也能享受更多美食。

你需要一組啞鈴來增加阻力，還需要一張運動墊。如果你是初學者，從輕一點的重量開始，變壯後再增加重量。下面的動作要循環完成，在30秒內能做幾次就做幾次。在每趟動作間休息45秒。等你體能變強，可以把休息時間減少到30秒，或做到5次完整的循環。

1. 伏地挺身加啞鈴划船

2. 啞鈴深蹲

3. 肩上推舉

4. 啞鈴弓步

5. 二頭彎舉

1. **30秒伏地挺身加啞鈴划船**

（可以讓膝蓋著地）

休息45秒

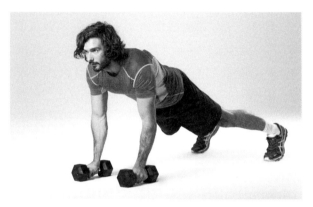

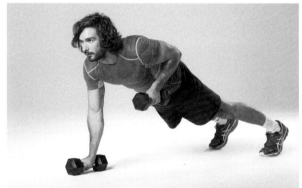

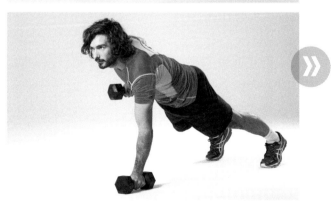

200

2. 30秒啞鈴深蹲
休息45秒

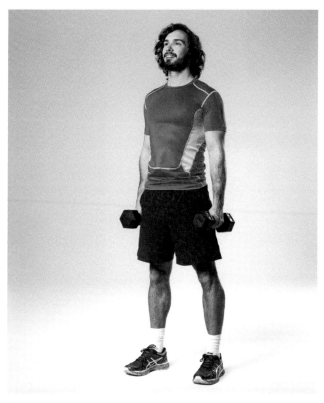

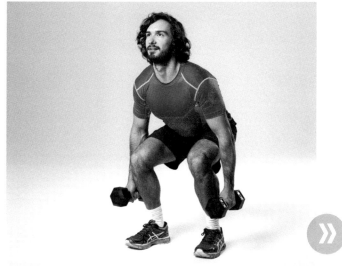

3. 30秒肩上推舉

休息45秒

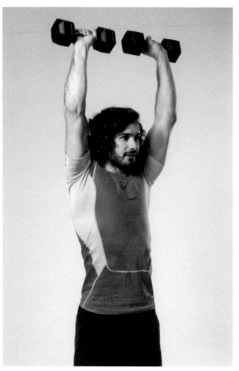

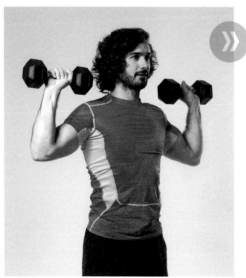

4. 30秒啞鈴弓步

休息45秒

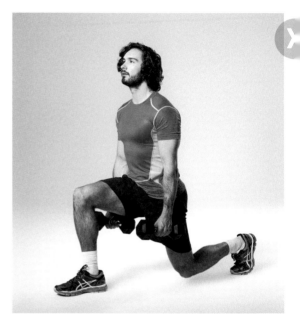

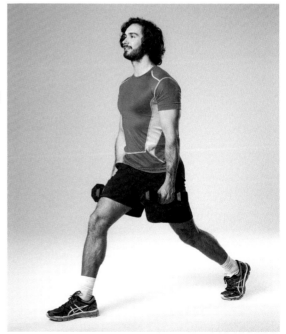

5. **30秒二頭彎舉**

休息45秒

根據體能，重複這個循環3
到5次（約需30分鐘）。

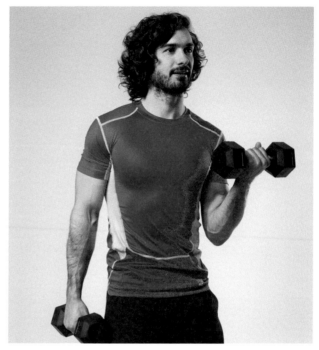

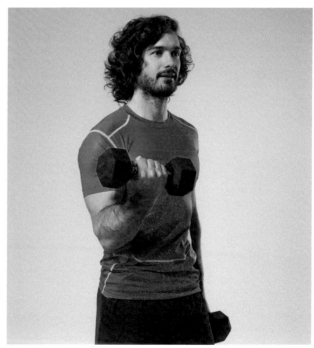

成果：
減重贏家

7

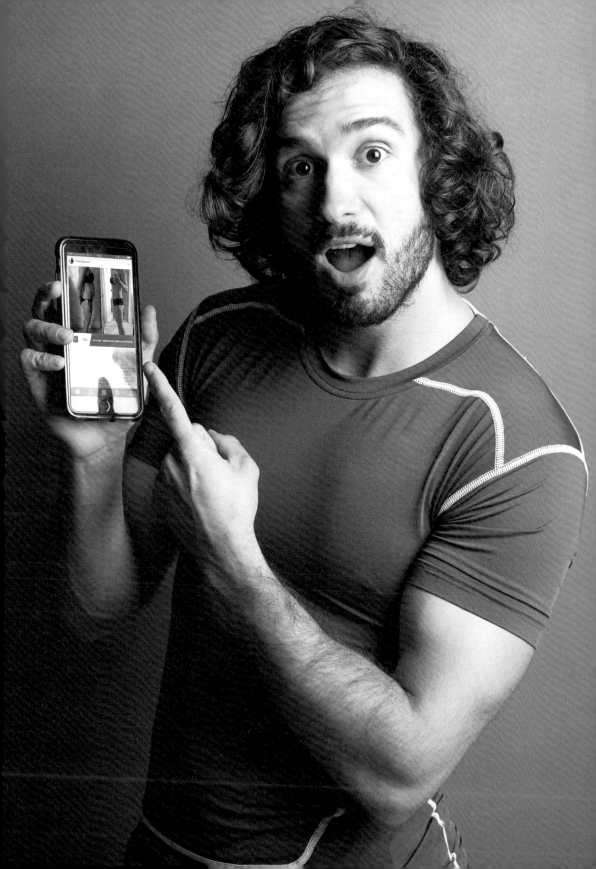

精瘦計畫減重贏家

　　對我來說，看到參與「90天轉變、塑形、維持」計畫的學員改頭換面，看到他們的見證就是最好的回報。我稱他們減重贏家——雖然我沒跟他們見過面，卻感到非常驕傲。並非每個人都願意在網路上分享自己的故事，願意分享的人大多數也希望能匿名，但他們減重前後的照片真的非常振奮人心。很多人因為看了我在 Instagram 上分享的每日轉變，就願意參與這項計畫。

　　不論學員是什麼年齡、體型和尺寸，看到他們成功達成目標，真的太棒了。很多人已經試了好幾天，但參與90天計畫後，永久改變了自己的身體以及與食物的關係。能把知識傳給別人，改善他們的健康和自信，我得到很大的激勵，想要更努力來幫助更多人。我的計畫不光是減輕體重而已。我協助的對象或許有大腸激躁症、糖尿病、甲狀腺功能減退症、多囊性卵巢症候群和其他健康問題，我都能幫他們享受更好的生活。

　　說到這些已經畢業的英雄，他們的轉變故事可以寫成一本書，可惜我在這裡只能容納幾個人。如果想看更多減重贏家的故事，可以到 thebodycoach.co.uk，轉變（Transformations gallery）區段下有好幾千個人的成功見證，他們是贏家，贏得了更好的體能，身體也更強壯。

　　下面是幾則參與計畫而轉變的故事（為尊重隱私，照片裡沒有面孔，我也不放名字），有4週、8週、12週後的變化，讓你更明白能得到什麼樣的成果。

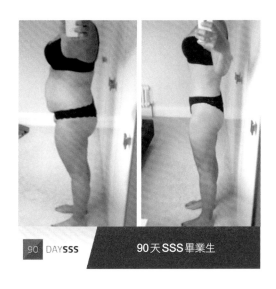

90 DAY**SSS** | 90天SSS畢業生

90天SSS計畫改變了我的人生。我得到的知識寶貴無比,絕對要推薦給大家!我終於能掌控自己的飲食跟訓練。我愛健身房,也很愛營養豐富的健康食物帶來的飽足與滿足。我覺得很驕傲,今天晚上會享受美食來慶祝我的成果,第二天早上要立刻回復習慣,去健身房運動!這就是現在的我:強壯、健康、快樂。莎拉

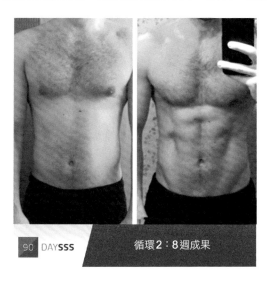

90 DAY**SSS** | 循環2:8週成果

食物量大得驚人。要花一段時間才能習慣,等我找到竅門,就覺得很簡單。我的體型仍在改變,變得越來越好,我也很開心。我現在強壯多了,覺得很棒!傑森

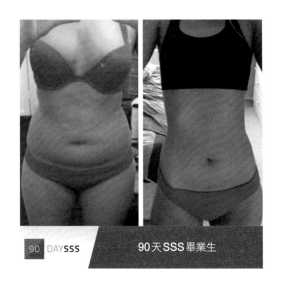

90 DAYSSS　　90天SSS畢業生

★

真不敢相信90天計畫已經結束了——一眨眼就過完。我想不
出該怎麼表達我有多滿意自己的進度！去年年底我真的陷入
谷底。我恨我的身體，恨我的外表，最後決定鼓起勇氣做些
改變。在第三個循環，人生確實出現了一些變化，所以我無
法完全遵循計畫，但我會在隔天多做一次難度較高的HIIT來
彌補。我都在家裡運動，沒有藉口不做！謝謝你，我現在比
以前更有自信了。凱芮

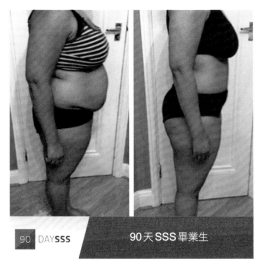

90 DAYSSS　　90天SSS畢業生

★

我很高興我就這麼去找喬了。他真的改變了我的一生。生完

小孩後，我一點自信也沒有，但自從加入了計畫，除了自信心增長10倍，還有動力去克服生活上本來想要逃避的難題。因為我的感覺改善了，周遭的關係也變得更好，我跟小孩玩也不會覺得很累。我很想繼續下去。喬給我的協助非常寶貴，社群媒體上的參與者也一直鼓勵我。不論你想減肥、增重或保持健康，都該聽聽他怎麼說健康的脂肪和身體形象——喬的計畫是一種生活方式，蘊含的能量和熱情讓你願意聽進去。我甚至連體重機都收起來了。喬，太感謝你了！吉涵

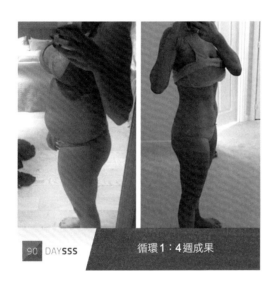

90 DAY**SSS**　　　循環1：4週成果

★

看到一個朋友參與90天計畫後的驚人成果，我也加入了。你想得到的減肥法我都試過，但還是跟健體教練的結果最好。我真的很愛吃，而且要吃很多，所以我試其他減肥法的時候都覺得很餓，很想吃東西，但這一套不一樣。我不太明白怎麼吃這麼多還能減肥，因為我總覺得吃得少才能瘦得多。運動很難，但也只要25分鐘，能做完就好了。在第1個循環，我多半在家裡運動，看著YouTube影片或用手機上的計時應用程式——意思是過了25分鐘就結束，我可以享用美味的餐點。蘇菲

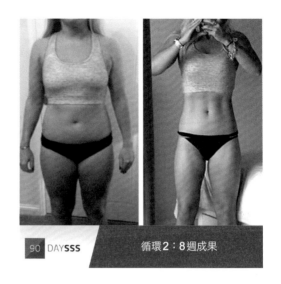

循環2：8週成果

90 DAY**SSS**

運動很讚——我喜歡用HIIT搭配重訓，可以感覺到每個星期力氣越來越大了。儘管飲食上我無法像其他地方一樣嚴格遵守，正好碰到復活節假，有幾天晚上都在喝酒，出外度假5天，但老實說，該做的運動我都做了！莎拉

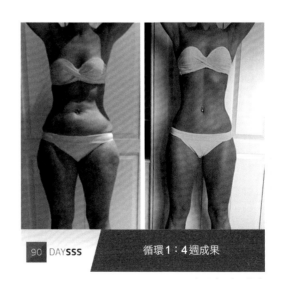

循環1：4週成果

90 DAY**SSS**

我是喬的Instagram粉絲，看到那些驚人的轉變照片，我立刻加入了。多年來我試過每一種低熱量飲食，還是對我的身體很不滿意，尤其是我的象腿，我更是離不開傷心的踏板！看

到我自己的前後對比，我嚇呆了，象腿終於開始縮小。我從沒想過我的腿會變細，我一直以為我就是個象腿女孩，不論做什麼運動，吃什麼低熱量飲食，我的腿就是那麼粗！我以前每天都量體重，看到照片後我覺得很神奇，因為我的體重其實跟以前一樣，但是全身上下少了整整10英寸。以後傷心的踏板顯示什麼，我絕對不在意！我確實有幾天不守規矩，不過該做的HIIT我都沒有錯過，我真的很喜歡HIIT，也很期待在第2個循環開始重訓！朗達

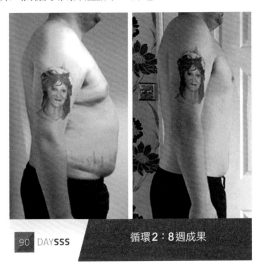

循環2：8週成果

★

這幾個月我從不思考自己吃了什麼下肚，其實有好幾年了吧——此外，什麼運動也不做，年紀大了，肚子也跟著變大。去年過耶誕節的時候，我看著鏡子裡的自己，覺得我一定要採取行動。看到朋友在喬的影片上按讚，我才知道這個人。我研究了一下，很喜歡他把幽默融入了健身跟營養。再加上看到別人的成果，我決定加入90天計畫。我的體能很糟，第一個星期做HIIT的時候好困難——我事前也料想到了——但我決心要堅持下去，健體教練的團隊也支持我度過難關。不久之後，我發現我很喜歡一大早6點鐘汗流浹背……很奇怪，我知道！第2個循環要加入重訓，對我來說也是第一次！準備食物也很重要。星期天在廚房裡待2個小時，就可以準備好一整個星期的食物。丹尼

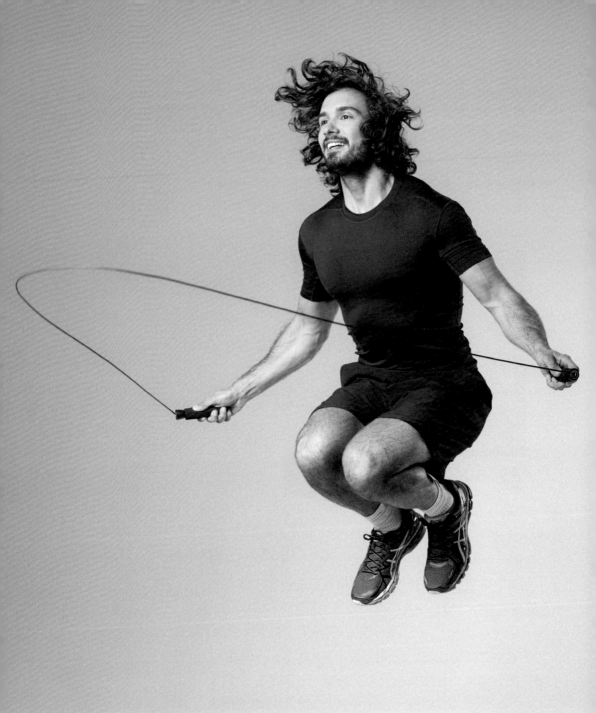

喬的一星期

告訴大家我平常一個禮拜吃什麼或許很有幫助，可以幫你規劃自己的餐點。你會發現，有些餐點我一個星期不只吃一次，因為我會一次煮很多，把煮好的東西放在冰箱裡，忙的時候就可以直接吃。這招讓我不會亂吃，不太可能在外面亂買垃圾食物，因為我知道回到家就有東西可以吃了。

你可能也發現，運動後我總會立刻喝加了蜂蜜的蛋白質奶昔。果糖可以在運動後升高血糖濃度，刺激胰島素分泌，把蛋白質送進肌肉，開始修復。有時候我會喝蛋白質奶昔當點心，不加蜂蜜，只混合一勺蛋白粉、冰塊和水。

運動後，我通常會過了一小時再吃東西，但你可以看情況提早或延後。不論你多早或多晚運動，運動後一定要吃醣類補充燃料。這時你的肌肉很需要補充肝醣，吸收蛋白質來建造和修復肌肉組織。

你或許會覺得我很奇怪，早餐就吃漢堡或炒菜，但我要為身體補充可以燃燒脂肪和建構精實肌肉的東西。等你放下早餐麥片盒，放棄早餐晚餐該吃什麼的成見，你就能習慣了。同事或許會覺得你瘋了，早上9點就拿出炒雞肉，但他們吃下都是糖分的早餐穀片，養出更多脂肪，你才是贏家，你的脂肪會消失。

最重要的是，你的餐點計畫要配合生活風格，做法要有彈性。只要你一天吃了三餐跟兩頓點心就能燃燒脂肪，長出結實的肌肉。

喬的蛋白質奶昔

1 勺（30 克）香草口味的蛋白營養補充粉
15 克蜂蜜
100 克嫩菠菜
1 把冰塊

做法
把所有材料丟進果汁機，加一些水，攪拌至平滑。

	星期一	星期二	星期三	星期四	星期五	星期六	星期日
午前訓練	早上 7 點有氧 HIIT		早上 7 點阻力 HIIT		早上 7 點阻力 HIIT	休息日	休息日
運動後	喬的蛋白質奶昔		喬的蛋白質奶昔		喬的蛋白質奶昔		
第一餐	疊疊樂貝果	水煮鮭魚佐培根	蛋白質鬆餅	香烤迷你樹與蘆筍配水波蛋	壞小子捲餅	香烤迷你樹與蘆筍配水波蛋	肉桂低醣燕麥粥
點心	30 克堅果	蘋果	酪梨醬	75 克藍莓			蛋白質奶昔
第二餐	中東風羊肉丸佐希臘沙拉	火雞肉丸佐菲達乳酪	果阿咖哩魚	亞洲風鴨肉沙拉	火雞絞肉生菜船	喬的雞肉派	泰式綠咖哩雞肉
點心	蛋白質奶昔	鮪魚節瓜煎餅	30 克堅果	蛋白質奶昔	30 克堅果	拌拌香草奶油乳酪與芹菜棒	蛋白質杯子蛋糕
午後訓練		晚上 5 點有氧 HIIT		晚上 7 點有氧 HIIT		休息日	休息日
運動後		喬的蛋白質奶昔		喬的蛋白質奶昔			
第三餐	照燒鮭魚與櫛瓜麵	泰式炒牛肉	鱸魚佐香料白花椰青豆乳酪	速速好咖哩炒飯	喬的雞肉派	外食 *	中東風羊肉丸佐希臘沙拉

*外食也要吃得健康

我很喜歡跟朋友家人出外用餐。說到「作弊」餐點，我的想法很簡單。如果我知道自己要去吃大餐，我就先做 20 分鐘 HIIT，賺來這一頓，享受比平常多的醣類和美食來補充燃料。如果出去吃飯前來不及運動，我就盡量選擇脂肪和蛋白質，避開醣類，選擇烤牛排或魚，配上許多蔬菜和一點點橄欖油。這樣選擇食物看似作用不大，但長久下來就會看到差異，幫你保持精瘦。

	星期一	星期二	星期三	星期四	星期五	星期六	星期日
午前訓練							
運動後							
第一餐							
點心							
第二餐							
點心							
午後訓練							
運動後							
第三餐							

用這個表格規劃一整個星期的菜單和運動

霸氣備餐

我希望你跟我一樣喜歡這本書裡的餐點,也因此得到激勵,多進廚房,霸氣備餐,得到你想要的健康身體。別忘了,減脂要花時間,需要投入和貫徹。你可以做得到,你會變瘦——只要努力運動,按著15分鐘越吃越精瘦的計畫來吃。

15分鐘越吃越
精瘦的贏家

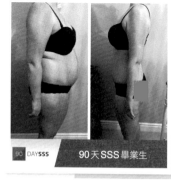

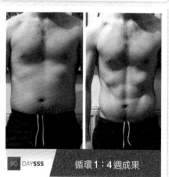

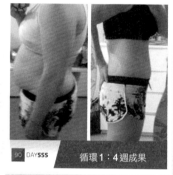

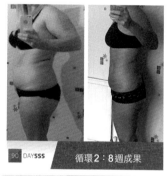

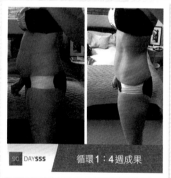

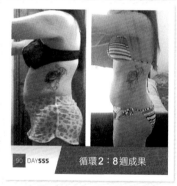

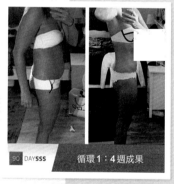

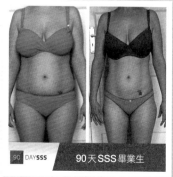

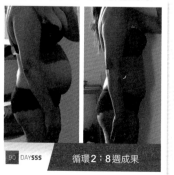

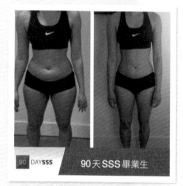

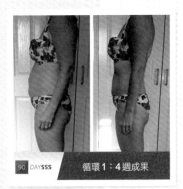
循環1：4週成果

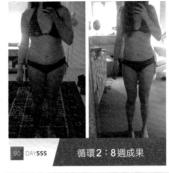
循環2：8週成果

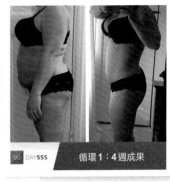
循環1：4週成果

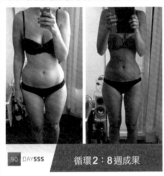
循環2：8週成果

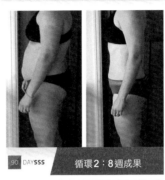
循環2：8週成果

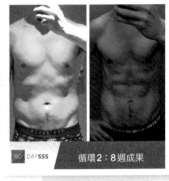
循環2：8週成果

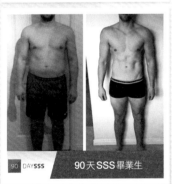
90天SSS畢業生

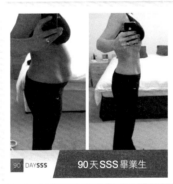
90天SSS畢業生

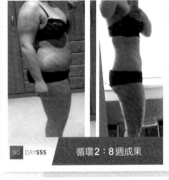
循環2：8週成果

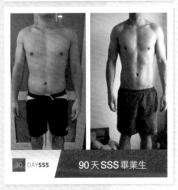
90天SSS畢業生

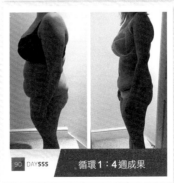
循環1：4週成果

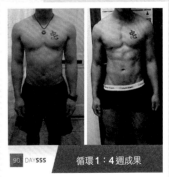
循環1：4週成果

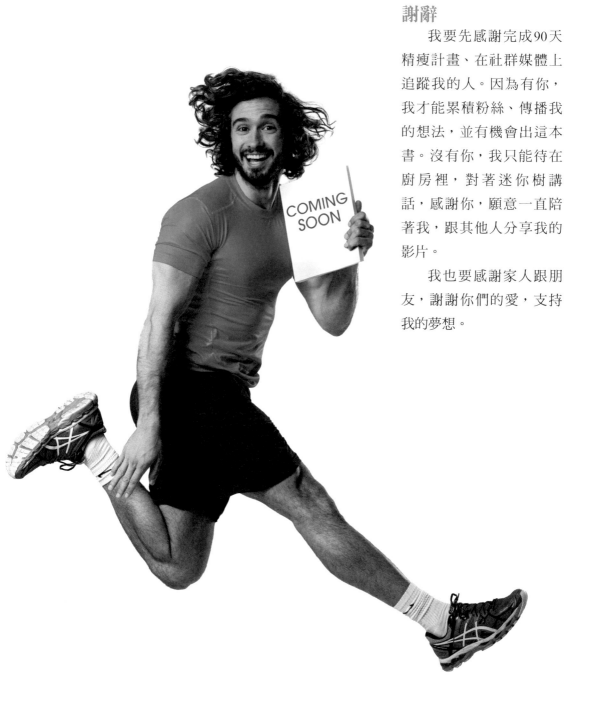

謝辭

　　我要先感謝完成90天精瘦計畫、在社群媒體上追蹤我的人。因為有你，我才能累積粉絲、傳播我的想法，並有機會出這本書。沒有你，我只能待在廚房裡，對著迷你樹講話，感謝你，願意一直陪著我，跟其他人分享我的影片。

　　我也要感謝家人跟朋友，謝謝你們的愛，支持我的夢想。

獨家食譜

★ 減醣餐

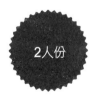

1人份

可事先準備

材料

300 毫升椰子水
香蕉 1 根，剝皮切塊
冷凍覆盆子 1 把
1 湯匙奇亞籽
1 湯匙亞麻籽
1 湯匙杏仁
1 勺（30克）香草口味蛋白營
　養補充粉

2人份

可事先準備

材料

奶油 1 塊
2 大口大蒜油
香菜 1 把
紅辣椒 1 根，去籽切塊
400 克罐頭黑豆，瀝乾並用
　水沖洗
400 克去皮雞胸肉，切薄片
1 湯匙葡式香辣調味料
鹽和胡椒
番茄 1 個，切塊
萊姆 1 個，搭配食用

超級種子奶昔

如果你愛奶昔，就來一杯吧。這杯富含Omega-3脂肪酸，非常健康。

做法

把所有材料放入果汁機攪拌成平滑。

葡式雞胸肉佐黑豆

這道菜很適合帶便當，冷熱都好吃。如果沒有大蒜油，橄欖油也可以。

做法

用中大火加熱奶油和大蒜油。把香菜梗切下，和辣椒一起放進鍋裡。翻炒1分鐘，加入黑豆。拌在一起，加一點水，收乾水分，同時處理雞肉。

將大蒜油倒進另一個煎鍋，用大火加熱。放入雞肉片，翻炒一下免得燒焦。加入葡式香辣調味料，以及鹽和胡椒。繼續煮至雞肉全熟。檢查肉片已經全部變成白色，沒有留下粉紅色的地方。

將黑豆盛盤，上面放上雞肉，搭配新鮮番茄、切碎的香菜葉和一點萊姆汁。

獨家食譜

1人份

材料

225 克帶皮鱈魚排 1 塊
鹽
酪梨 1 個，去皮去核
15 克奶油，放室溫軟化
1 個檸檬，擠汁
1 個萊姆，擠汁
薑段 2 公分，切末
2 湯匙淡色醬油
2 大把嫩菠菜
15 克碎核桃

香烤鱈魚佐酪梨奶油

哇！坐穩了，這道菜爆發出來的風味很驚人。酥脆的外皮跟柔滑的奶油搭配得完美無瑕。如果你沒有果汁機，用杵臼也可以。

做法

把烤架預熱到最高溫。

把鱈魚排放在烤盤裡，魚皮向上，撒上一層鹽。放到烤架下，烤6分鐘。翻過來再2分鐘，然後關火，先放在一旁。

煮沸一壺水。

把酪梨、奶油、檸檬汁、萊姆汁、薑末放入果汁機，攪打至平滑，放在一旁備用。

把菠菜放在濾器裡，淋上沸水，讓菜葉變軟。調味，擠掉多餘的水分，然後盛盤。

將烤好的魚放在菠菜上，搭配酪梨奶油，最後撒上碎核桃。

1人份

可事先準備
材料

長型甜椒 1 個
1¼ 湯匙橄欖油
鹽和胡椒
50 克風乾西班牙辣腸
紫洋蔥半個，切丁
240 克去皮雞胸肉，
　　切成 1 公分寬條狀
2 大把嫩菠菜
75 克菲達乳酪
1 茶匙小茴香籽
1 個檸檬，擠汁
25 克碎核桃

喬的鑲甜椒

為了好吃的食物，我願意大膽採用捷徑。

這也算15分鐘越吃越精瘦食譜，因為我把甜椒和餡料分開來煮，最後一起堆在盤子上。或許看起來不漂亮，但相信我，嚐起來真美味。

做法

把烤架預熱到最高溫。

把甜椒縱切成兩半，用湯匙儘量把裡面的籽跟膜挖乾淨，然後放在鋪了烘焙紙的烤盤上。灑上1湯匙橄欖油，用少許鹽和胡椒調味，炙烤7分鐘，不要翻面。

烤甜椒的時候，在煎鍋裡用中大火加熱剩餘的橄欖油。放入西班牙辣腸，煎1分鐘，然後加入洋蔥跟雞肉。翻炒2到3分鐘，把雞肉炒到全熟。用刀尖插入較厚的地方，確認裡面都是白色，沒有留下粉紅色的地方。

關火，放入菠菜，用餘溫煮熟菜葉。

從烤架下取出烤好的甜椒，放在盤子上。把炒好的雞肉放進甜椒裡。將菲達乳酪弄碎放在上面，撒上小茴香籽，最後擠一點檸檬汁並放上碎核桃。

獨家食譜

2人份

料理較費時
材料

馬鈴薯 2 個，刷乾淨

1 湯匙橄欖油

鹽和胡椒

大紫洋蔥 1 個，從中心切開
　　成角狀

去骨去皮雞大腿 6 塊
　　（約500克）

大櫛瓜 1 條，頭尾修掉，
　　切成 2 公分厚的半圓型

百里香枝條 4 支

蒜頭 4 瓣，拍開

小番茄 12 個，最好連著藤
　　蔓，但分開的也可以

1 把嫩菠菜，搭配食用

雞肉烤馬鈴薯

這道菜不只15分鐘，總共要45分鐘，但很值得，能幫你保持精瘦。星期日如果覺得懶洋洋，提不起勁來做豐盛晚餐，但想要吃營養一點，這就是最好的選擇。

做法

把烤箱預熱到攝氏200度。

把馬鈴薯縱切成兩半，再把兩半各分成三塊角狀。把馬鈴薯角放進烤盤裡，淋一點橄欖油，撒上一大撮鹽和胡椒。把烤盤放進烤箱裡，烤15分鐘。

從烤箱取出烤盤，把馬鈴薯翻面，加入紫洋蔥角。把雞肉放在烤盤邊上，再送回烤箱。繼續烤10分鐘。

再度從烤箱取出，放上櫛瓜片、新鮮百里香和蒜頭。小心拌勻材料，再放回烤箱烤10分鐘。

再度取出烤盤，把小番茄放在最上面。放回烤箱後烤8到10分鐘，這時所有的材料應該都煮熟了。

把成果盛盤，搭配嫩菠菜食用。

1人份

印度風味炒飯

如果你跟我一樣，偶爾就是很想吃咖哩，那麼試試這道菜吧。一個炒鍋就可以做好，一點也不麻煩，風味十足，很適合運動後享用。

材料

1 湯匙椰子油

240 克去皮雞胸肉，
　切成 1 公分寬條狀

青蔥 4 根，切成蔥花

蒜頭 2 瓣，切薄片

綠辣椒 1 根，去籽切碎

紅色甜椒半個，去籽切成條狀

1 湯匙印度綜合香料

2 茶匙薑粉

250 克已經煮熟的米飯

50 克冷凍青豆

1 茶匙淡色醬油

香菜幾根，取葉片切碎

萊姆 1 個，擠汁

做法

在炒鍋裡用中大火加熱椰子油。放入雞肉煎2分鐘，偶爾翻動一下，直到全部變成白色。

加入蔥花、蒜片、綠辣椒、紅色甜椒。繼續翻炒2分鐘。撒上印度綜合香料和薑粉，再翻炒30秒。

炒鍋移開爐子，煮好的米飯捏鬆放進去。加入兩湯匙水，再把炒鍋放回爐上。翻炒時用木匙分開米粒。等飯炒熟了，放入青豆再炒1到2分鐘，讓青豆均勻受熱。關火，拌入醬油。

把炒飯倒進盤子裡，淋一點萊姆汁，並放上香菜。

獨家食譜

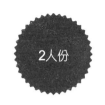

2人份

材料

200 克生藜麥

4 湯匙淡色醬油

蒜頭 2 瓣，切末

薑段 2 公分，切末

2 湯匙麥蘆卡蜂蜜

300 克沙朗牛排，已回復室
溫，去掉外露的脂肪

1 湯匙椰子油

小青花菜 1 顆，梗不用

甜椒 2 個，去籽切細條

青蔥 3 根，切薄片

100 克菠菜

1 湯匙蘋果醋或白酒醋

1 茶匙芝麻油

鹽和胡椒

韓式燒肉佐藜麥

將一大鍋水煮沸，加入藜麥。

同時，在碗裡混合醬油、蒜末、薑末和蜂蜜。把牛排放進醃汁裡，翻動幾次，讓牛排沾滿醬料。

在大煎鍋裡用大火加熱椰子油。放入醃過的牛排，一面煎3分鐘，煎成2分熟，如果要3分熟，就一面煎4到5分鐘。取出牛排，靜置一旁。

藜麥煮5分鐘後，把青花菜也放進去，再煮3分鐘。用細網眼的篩子撈出藜麥跟青花菜，用冷水沖洗。倒進碗裡。

將紅椒、青蔥、菠菜、醋、芝麻油放進碗裡。用鹽和胡椒調味，拌勻所有材料。

將可口的牛肉切成厚片，放在藜麥沙拉上享用。

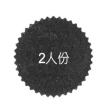

2人份

健康烤魚薯條

要保持精瘦，還是可以吃你愛吃的鬆餅、漢堡和炸魚薯條。別去店裡買油膩膩的外賣。在家裡做做看熱量超級低的健康版本。

材料

地瓜 2 個，削皮
225 克帶皮黑線鱈 2 片
½ 湯匙橄欖油
鹽和胡椒
1½ 湯匙椰子油
250 克冷凍青豆
1 大塊奶油
紅辣椒 1 根，去籽切碎
1 個檸檬，擠汁
番茄醬或塔塔醬，視個人喜
　好準備

做法

把烤架預熱到最高溫，將一大鍋水煮沸。

把地瓜切成條狀——一個地瓜可以切成8條。倒進碗裡，加一點點水，送進微波爐，用900w功率加熱5分鐘，地瓜應該會變軟。靜置一旁。

魚片放到烤盤裡，魚皮向上，刷上橄欖油，用鹽和胡椒調味，然後放到烤架下面。烤5分鐘，不要翻面，讓魚皮變得酥脆。輕輕翻過來，放回烤架下再烤2分鐘，然後關掉烤架，用餘溫繼續加熱。

在大煎鍋裡用大火加熱椰子油。小心放入微波過的地瓜條。一面煎約2分鐘，煎成漂亮的褐色。如果覺得滿意，把地瓜條放在乾淨的廚房紙巾上，吸掉過多的油分。

把青豆倒進熱水裡，煮2分鐘。迅速瀝乾後放回鍋裡。拌入奶油、辣椒、檸檬汁，以及一大撮鹽和胡椒。用木匙壓碎青豆。

把魚、地瓜條和青豆盛盤，搭配一大團番茄醬或塔塔醬。

獨家食譜

1人份

可事先準備

材料

200 毫升杏仁漿

50 克全脂希臘優格

1 撮肉桂粉

1 勺（30 克）巧克力口味蛋
　白營養補充粉

100 克燕麥片

西洋梨 1 個

2 湯匙烤過的榛果

覆盆子幾顆（可加可不加）

★ 點心

2人份

材料

熟酪梨 2 顆，冰得涼涼的，
　去皮去核

1 湯匙可可粉

2 勺（60 克）巧克力口味蛋
　白營養補充粉

150 毫升杏仁漿

2 湯匙生可可豆，搭配食用
　（可加可不加）

西洋梨巧克力燕麥粥

哇——西洋梨跟巧克力，還有比這更完美的組合嗎？

做法

把杏仁漿、優格、肉桂粉和蛋白粉攪打至平滑。加入燕
麥片，攪拌均勻。

把西洋梨直接用刨刀磨碎，加入燕麥粥裡。好好攪一攪，
放進密封容器，冷藏至少4小時，最好能冰一整夜。

要吃的時候，放上榛果跟覆盆子。

巧克力蛋白質慕斯

不管再怎麼努力，我就是放棄不了巧克力。想給自己一點
獎賞時，我就做這道慕斯。上面可以放幾顆新鮮莓果，要
吃的時候喊一聲「我愛慕斯」。#MousseMe

做法

除生可可豆外，把所有材料放進果汁機，攪打至平滑即
可，不要打過頭。

把成品放進兩個碗裡，如果準備了可可豆，撒上就可以吃
了。

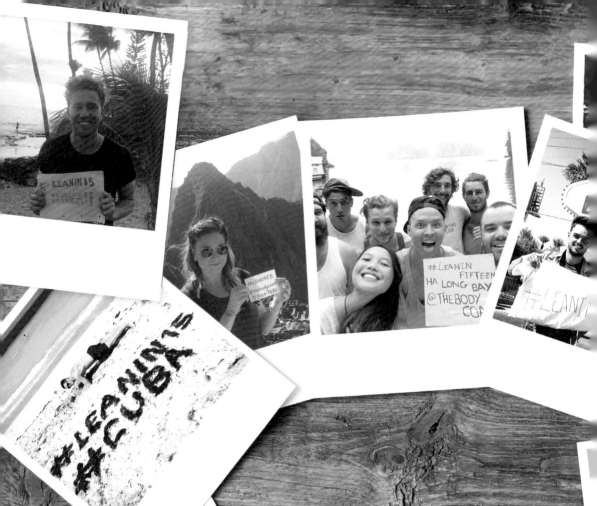

全世界的
15分鐘
精瘦計畫

/////////////////////

把你自己的照片標上#Leanin15

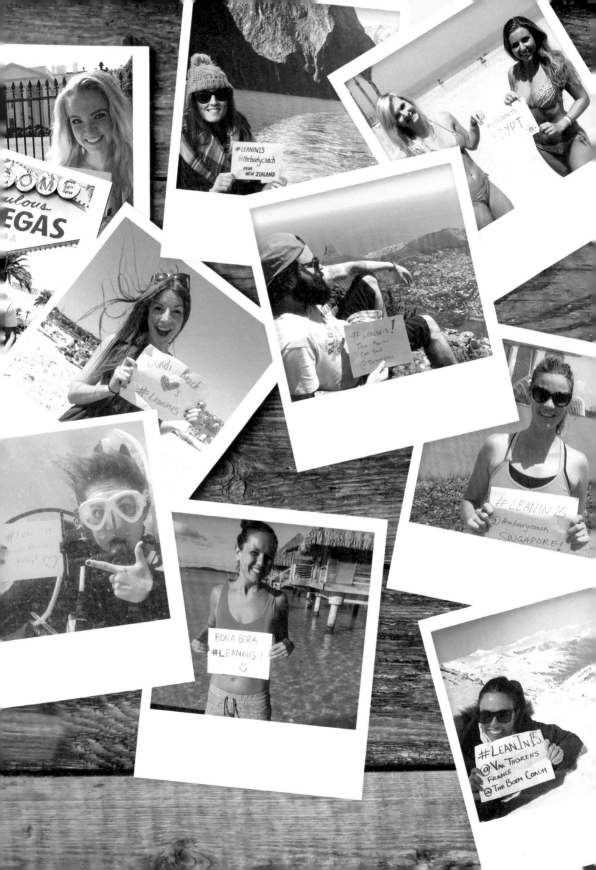

國家圖書館出版品預行編目資料

15 分鐘越吃越精瘦 / 喬．韋克斯 (Joe Wicks) 著；嚴麗娟譯 . -- 初版 . -- 臺北
　市 : 商周出版 : 家庭傳媒城邦分公司發行 , 2017.06
　面；　　公分 . -- (Live & learn ; 33)
　譯自：Lean in 15

　ISBN 978-986-477-246-9(平裝)

　1. 減重 2. 健康飲食 3. 食譜

411.94　　　　　　　　　　　　　　　　　　106007274

15 分鐘越吃越精瘦 Lean in 15

作　　　者／喬・韋克斯（Joe Wicks）
譯　　　者／嚴麗娟
責 任 編 輯／余筱嵐

版　　　權／林心紅
行 銷 業 務／林秀津、王瑜
總　編　輯／程鳳儀
總　經　理／彭之琬
發　行　人／何飛鵬
法 律 顧 問／台英國際商務法律事務所 羅明通律師
出　　　版／商周出版
　　　　　　台北市 104 民生東路二段 141 號 9 樓
　　　　　　電話：(02) 25007008　傳眞：(02)25007759
　　　　　　E-mail：bwp.service@cite.com.tw
　　　　　　Blog：http://bwp25007008.pixnet.net/blog
發　　　行／英屬蓋曼群島商家庭傳媒股份有限公司城邦分公司
　　　　　　台北市中山區民生東路二段 141 號 2 樓
　　　　　　書虫客服服務專線：(02)25007718；(02)25007719
　　　　　　服務時間：週一至週五上午 09:30-12:00；下午 13:30-17:00
　　　　　　24 小時傳眞專線：(02)25001990；(02)25001991
　　　　　　劃撥帳號：19863813；戶名：書虫股份有限公司
　　　　　　讀者服務信箱：service@readingclub.com.tw
　　　　　　城邦讀書花園：www.cite.com.tw
香港發行所／城邦（香港）出版集團有限公司
　　　　　　香港灣仔駱克道 193 號東超商業中心 1 樓
　　　　　　E-mail：hkcite@biznetvigator.com
　　　　　　電話：(852) 25086231 傳眞：(852) 25789337
馬新發行所／城邦（馬新）出版集團【Cite (M) Sdn. Bhd.】
　　　　　　41, Jalan Radin Anum, Bandar Baru Sri Petaling,
　　　　　　57000 Kuala Lumpur, Malaysia.
　　　　　　Tel: (603) 90578822　Fax: (603) 90576622
　　　　　　Email: cite@cite.com.my

排　　　版／極翔企業有限公司
印　　　刷／韋懋印刷事業有限公司
經　銷　商／聯合發行股份有限公司
　　　　　　電話：(02) 2917-8022　Fax: (02) 2911-0053
　　　　　　地址：新北市 231 新店區寶橋路 235 巷 6 弄 6 號 2 樓

■ 2017 年 6 月 8 日初版　　　　　　　　　　　　Printed in Taiwan
定價 420 元

Original title: Lean in 15
by Joe Wicks
First published 2015 by Bluebird, an imprint of Pan Macmillan, a division of Macmillan Publishers International Limited
Copyright © Joe Wicks 2015
Food photography and images on pages 4, 29, 115, 184 © Maja Smend
Fitness photography in Chapter 6 and images on pages 10–11, 22–3, 30–1, 100–01, 166–7,
192–3, 204–5, 212, 221 © Glen Burrows
The right of Joe Wicks to be identified as the author of this work has been asserted
by him in accordance with the Copyright, Designs and Patents Act 1988.
Grateful acknowledgement is made to 'My Lean Winners' and the 'Lean in 15 Heroes'
for permission to include the images on pages 207–11, 216–17 and 222–3.
Complex Chinese translation copyright © 2017 by Business Weekly Publications, a division of Cité Publishing Ltd.
This edition arranged through Peony Literary Agency Limited
All rights reserved.

城邦讀書花園
www.cite.com.tw